La dieta del grupo sanguíneo

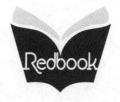

Dr. Jörg Zittlau

La dieta del grupo sanguíneo

Traducción de José Antonio Bravo

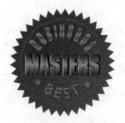

Título original: *Die-Ideal-Diät für Ihre Blutgruppe*

© Econ Ullstein List Verlag GmbH & Co. KG, Munchen
© Redbook Ediciones, s. l., Barcelona

Diseño de cubierta: Regina Richling
ISBN: 978-84-9917-399-3
Depósito legal: B-18.214-2016
Impreso por Sagrafic, Plaza Urquinaona, 14, 7.º 3.ª,
08010 Barcelona

Impreso en España - *Printed in Spain*

Una dieta para cada grupo sanguíneo

Historia de un éxito

Pasaron los tiempos en que nos daba igual qué tipo de sangre corriese por nuestras venas. Sólo para el caso de tener que donar sangre o recibir una transfusión se prestaba atención al dato. Como hay grupos que no son compatibles, era preciso fijarse en que donante y beneficiario fuesen del mismo tipo. No se veían otras razones para pensar más en ello.

A mediados de los años noventa, un médico naturista norteamericano, el doctor Peter J. D'Adamo, causó cierta conmoción al plantear la tesis de que los grupos sanguíneos trascienden mucho más allá de lo tocante a la transfusión de sangre. Y que, por ejemplo, determinan qué alimentos nos sientan bien y qué otros fomentan la acumulación de grasas. A tal individuo de tal grupo sanguíneo, la ingesta de determinado nutriente le produce unas molestias físicas perfectamente descritas; a tal otro, el mismo producto le activará su metabolismo y lo potenciará de tal manera que esa persona se verá en condiciones de rendir al máximo en su actividad habitual.

Si hacemos caso de este planteamiento, los sujetos del grupo 0 deberían suprimir de su dieta, en lo posible, los derivados del trigo y los lacticinios, porque esos alimentos le engordan y le hacen más propenso a padecer achaques. En cambio, otros alimentos tenidos clásicamente como causa de gordura, por ejemplo las carnes y los embutidos, le sientan divinamente. Por otro lado, la persona por cuyas venas corre sangre del tipo B, metaboliza muy bien la leche y sus derivados, pero le aconsejaremos que los tomates y la carne de cerdo, pongamos por caso, ni tocarlos.

D'Adamo elaboró las dietas correspondientes y ha venido aplicándolas con gran éxito en su consulta. De esta manera, ha logrado demostrar que quien come y bebe de acuerdo con su grupo sanguíneo previene eficazmente toda una serie de enfermedades crónicas como el reuma, la diabetes e incluso el cáncer, o caso de padecerlas ya consigue una mejoría importante. En cuanto a los problemas de peso corporal, suelen desaparecer en cuanto se aborda un régimen de alimentación armonizado para el grupo sanguíneo.

Aumenta constantemente el número de personas que han logrado controlar su exceso de peso o sus problemas de salud gracias a una alimentación adecuada al tipo de sangre. Al mismo tiempo, son más numerosos los profesionales de la sanidad que utilizan las dietas. Es un tema cuya actualidad se justifica por sus éxitos.

Eficaz, pero difícil de demostrar

A decir verdad, no tenemos la confirmación clínica de que sea posible la reducción de peso por medio de este sistema dietético. En todo caso, sería difícil obtener una demostración porque el observar cambios en los hábitos de alimentación es complicado, y totalmente distinto de la verificación de los efectos de las píldoras y preparados dietéticos de farmacia. En este otro supuesto, se elige un grupo representativo de voluntarios y se les administra el producto durante algunas semanas. Al mismo tiempo, los integrantes de un grupo de control reciben, sin saberlo, un placebo, es decir, un preparado ficticio. Terminado el periodo de prueba, si se demuestra que quienes tomaron el preparado auténtico perdieron más kilos que los del grupo de control, tendremos un indicio consistente de la eficacia del producto ensayado.

En el caso de un sistema dietético armonizado con los grupos sanguíneos, este método experimental supondría un dispendio enorme. Se necesitaría una gran cantidad de voluntarios a fin de obtener cuatro grupos numéricamente iguales para cada uno de los cuatro grupos sanguíneos, más otros cuatro para constituir los controles. A continuación, cada uno de los grupos «activos» se sometería al plan dietético que le correspondiese; al mismo tiempo, tendríamos que idear otras tantas dietas «falsas» para los grupos de control. Finalmente, la parte más difícil: vigilar a cada participante de los grupos «activos» durante varias semanas para garantizar el estricto cumplimiento de las recomendaciones dietéticas. ¿Y quién se avendría a esponsorizar un estudio tan complicado y, sobre todo tan caro, cuando se trata de un concepto dietético que cualquier persona puede practicar por su cuenta y no hay que comprar ningún ingrediente especial, ni preparados farmacéuticos, ni pagar ninguna consulta?

La clave de las dietas: las lectinas

Queda en pie la pregunta: ¿cómo nos convencerán de la eficacia de las dietas armonizadas con los grupos sanguíneos, si no se cuenta con estudios clínicos?

Por un lado, tenemos la tesis científicamente fundamentada de que los sujetos de diferentes grupos reaccionan de distinta manera ante determinados alimentos. No es de extrañar, ya que el grupo sanguíneo determina en gran medida el comportamiento de las defensas, es decir, la elección de las sustancias que el organismo rechaza por «perjudiciales» o admite como «convenientes». Como, a fin de cuentas, la alimentación supone una incorporación de «sustancias extrañas», la intuición nos dice que las reacciones ante las mismas serán diferentes para los sujetos de distintos tipos de sangre. En estos procesos desempeñan una función clave las lectinas. Éstas son proteínas que, se puede decir «imprimen carácter» a los alimentos ingeridos, en virtud de lo cual el sistema inmunitario decide si «deja pasar» esos platos y esas bebidas, o si los va a combatir. Contra la teoría de los grupos se ha aducido, a menudo, que las lectinas no pasan a la circulación de la sangre porque resultan descompuestas durante la digestión gástrica e intestinal. Esta objeción ha quedado desmentida por experimentos recientes de laboratorio, habiéndose demostrado que las lectinas sí pasan a la circulación y en ella encuentran una recepción hostil o amistosa según la composición y el tipo de la sangre del anfitrión.

Por qué son más atractivas estas dietas

La presencia de las lectinas, sin embargo, no acaba de explicar el especial interés que ha suscitado este sistema dietético. Su carácter único se debe a que buscan su fundamento en hechos concretos de la evolución humana. O dicho de otra manera: cada grupo sanguíneo reacciona de distinta manera a los alimentos porque está adaptado a las condiciones alimentarias que regían en la época en que ese grupo apareció sobre la faz de la tierra. Tomemos como ejemplo el grupo 0, el más antiguo de todos, surgido hará unos 40.000 años.

En esa época los humanos eran cazadores y recolectores. Por tanto, la dieta se componía fundamentalmente de proteínas de origen animal, con algunas semillas y frutos que recogían, y ausencia total de los cereales y de la leche. La evolución hizo que estos individuos se adaptasen óptimamente al consumo de dichos alimentos. Y en esto siguen todavía. A las personas por cuyas venas corre sangre del tipo 0, les aconsejaremos que continúen con esa clase de alimentación: mucha carne y determinadas hortalizas y legumbres, pero excluyendo la leche, los cereales y los derivados de ambos.

Así, la dieta selectiva viene a propugnar una especie de «retorno a los orígenes», una recuperación de nuestras raíces evolutivas. Al adoptarla, declinamos las tentaciones de la moderna alimentación industrializada y regresamos a las formas de alimentación que nos correspondían en nuestros comienzos; obedecemos a la voz de la sangre y armonizamos nuestra dieta con nuestro grupo sanguíneo, que es uno de los lazos primordiales que tenemos con nuestros orígenes y con lo dispuesto por la naturaleza (o mejor dicho, uno de los pocos que nos restan).

Como vemos, el concepto no es exclusivamente médico sino que abarca toda una filosofía. En ésta radica, precisamente, el encanto del sistema para sus usuarios convencidos.

La práctica cotidiana en relación con el grupo sanguíneo

Este sistema dietético, aunque exigente en algunos extremos dada su dimensión médica y filosófica, plantea pocas dificultades desde el punto de vista de la viabilidad práctica. El concepto desarrollado por Peter D'Adamo no puede traducirse directamente a nuestro espacio europeo. En tanto que norteamericano, ha incluido en sus minutas productos alimenticios que aquí no se encuentran o que no se consiguen sin bastante dispendio. Por otra parte, a veces, las especies americanas tampoco son comparables directamente con nuestras frutas y hortalizas correspondientes. Una uva californiana se cría bajo condiciones bien diferentes de las que hallamos en las laderas del Mosela, pongamos por caso, y podemos sospechar que las lectinas que contienen no presentan estructuras idénticas.

Algunas de las proposiciones de D'Adamo, por otra parte, parecen más especulativas o arbitrarias que deducidas de la experiencia clínica o de sus conocimientos en materia de bromatología. Cuesta seguir su razonamiento, por ejemplo, cuando nos asegura que los individuos del grupo B deben prescindir de plantas medicinales tan importantes como la flor de tilo (contra la fiebre) o el tusílago (contra la tos). Para los del grupo 0, figura en la lista de exclusiones el hipérico o hierba de san Juan, lo cual dificultaría un tratamiento eficaz de las fobias y depresiones a más de un 40% de la población en nuestras latitudes (en los Estados Unidos la proporción alcanza el 45%). Son ideas difícilmente conciliables con una medicina naturista.

D'Adamo también ofrece algunas opiniones originales por lo que se refiere a las especias. Es notable el caso del curry. Como se sabe, este ingrediente no es una especia que provenga de ninguna planta sino una mezcla que admite una variación muy amplia según de dónde proceda. El curry indio se compone esencialmente de cúrcuma, comino común y cilantro. En Ceilán le añaden además semilla de hinojo y cardamomo. El curry barato suele adulterarse con harina de legumbres y es entonces cuando contiene lectinas que pueden sentar mal a las personas de determinados tipos sanguíneos.

Hemos expuesto anteriormente la conveniencia de no tomar al pie de la letra todas las proposiciones de D'Adamo. Como mínimo, se impone una actitud de cautela crítica. Cuando sus afirmaciones chocan con hechos reconocidos y demostrados por la ciencia, nos las tomaremos «con cautela». El propósito del presente manual práctico es ofrecer una orientación al lector residente en Europa, adaptando las dietas armonizadas por grupos en beneficio de su salud y de manera que sean practicables en la realidad cotidiana.

¿Qué promete la dieta de 7 días?

Una dieta de 7 días adaptada a cada uno de los cuatro tipos sanguíneos es parte principal de este libro. Como es obvio, no hay que esperar que tan breve cambio de los hábitos alimenticios vaya a producir una reducción duradera del peso corporal. No obstante, su práctica aporta algunos beneficios demostrables:

- Mejora la digestión, y en especial alivia notablemente molestias como el estreñimiento, el meteorismo, la acidez de estómago y otros trastornos gastrointestinales.
- Se estabiliza el nivel de azúcar en sangre, lo que produce una agradable sensación de plenitud después de las comidas aunque éstas hayan sido bajas en calorías. Dicha sensación es una de las claves del éxito en cualquier régimen para adelgazar, y por tanto, uno de los puntos fuertes del sistema dietético que aquí nos ocupa.
- También mejora la concentración mental porque disminuye la demanda de riego sanguíneo para las funciones digestivas, quedando así más energía disponible para la actividad cerebral.

13

- A los cuatro o cinco días se observa que tienden a bajar los kilos indicados por la báscula. Esta reducción del peso corporal se atribuye a la mejoría del metabolismo.
- Aumenta la sensación de bienestar general. Este cambio sólo será duradero si se continúa con la alimentación armonizada más allá de la dieta de 7 días.

Para una utilización prolongada de la dieta en la vida cotidiana hay que evitar el exceso de escrupulosidad. Lo mismo que cuando se sigue una dieta convencional para adelgazar no es aconsejable sentarse a la mesa con la tabla de calorías en la mano, la dieta armonizada por tipo sanguíneo no requiere que nos confinemos a la lista de los alimentos excelentes. Existen otros muchos alimentos que no figuran aquí y pueden consumirse porque no son positivos ni negativos en cuanto a sus efectos sobre la persona de determinado grupo sanguíneo.

La experiencia disponible indica que lo más importante para el éxito es la supresión de los alimentos conflictivos. Este punto merece más atención que la inclusión de los recomendados. Por otra parte, el sujeto no debe prescindir de su sentido común y experiencia propia para seguir a ciegas las indicaciones positivas y negativas: si uno descubre que le sienta bien un plato, aunque figure en la lista de exclusiones de su grupo sanguíneo, es mejor que escuche la voz de su propio organismo y mantenga ese plato en sus minutas. Lo dicho también se cumple en sentido contrario: si notamos que algo nos sienta mal, lo suprimiremos aunque las listas digan que podemos tomarlo. Porque, a fin de cuentas, cada persona es un ser individual con sus rasgos específicos, y éstos dependen de muchos factores, no sólo de nuestro grupo sanguíneo.

Cómo manejar este libro

En este manual práctico se hallará un gran número de recetas para cada grupo. Son sugerencias para una dieta armonizada. Asimismo, las propuestas para las dietas de 7 días pueden adoptarse, naturalmente, en cualquier momento, sin importar si vamos a seguir rigurosamente la semana de régimen o no. Las minutas sugeridas pueden combinarse con cualquier otro alimento permitido, según la lista de positivos. O mejor dicho, con los que no figuren en la lista de exclusiones.

No hay inconveniente en invitar a los colegas del trabajo, a las amistades y a los familiares. Como no todos los que se sienten a la mesa con nosotros van a tener el mismo grupo sanguíneo, en el libro están resaltados mediante los símbolos ⬛ 0 , ⬛ A , ⬛ B y ⬛ AB los platos compatibles para estos grupos. Es decir que, cuando se encuentre esta mención, el plato es recomendable o por lo menos neutral en cuanto a sus efectos. Los símbolos ⬛ →0 , ⬛ →A , ⬛ →B y ⬛ →AB expresan que un plato puede modificarse fácilmente para hacerlo compatible con otro grupo. En muchos casos la diferencia consiste sencillamente en sazonar con otras especias o sustituir unos fideos corrientes por otros de elaboración dietética especial. En ocasiones, la modificación se realizará apartando determinadas porciones para añadirles el ingrediente (por ejemplo, el queso rallado) que alguno de los comensales no tolera. Al final del libro hemos añadido un índice de consulta rápida, que permite ver de una sola ojeada qué alimentos de un grupo son adecuados también para otros. Sobre esto no hay límites para la creatividad, porque las listas que damos para cada grupo hacen posible un número muy grande de combinaciones.

La importancia de los grupos sanguíneos en la vida cotidiana

Todo el mundo conoce los cuatro grupos 0, A, B y AB, y la mayoría sabemos además que son de importancia decisiva para la transfusión: el donante y el receptor deben tener, cuanto menos, grupos sanguíneos compatibles. Por ejemplo, un individuo del grupo B no puede recibir la sangre de un donante del grupo A porque se producirían reacciones graves que amenazan incluso con un desenlace fatal.

Dejando a un lado este tema, nuestros grupos sanguíneos apenas nos preocupan. Pero esta indiferencia es un error, según anunció a mediados de los años noventa el norteamericano Peter J. D'Adamo. Provisionalmente, la hipótesis que postulaba, el grupo sanguíneo decide si determinados alimentos van a sentarnos bien o no, cuenta con un buen número de confirmaciones teóricas y prácticas. También se ha comprobado que el grupo sanguíneo tiene que ver con la eficacia de nuestras defensas frente a ciertos gérmenes patógenos.

Asimismo, la milenaria evolución de la especie humana explica que los grupos sanguíneos y sus repercusiones sobre nuestra salud sean tan diferentes. El grupo 0 es el más primitivo, mientras que el AB apareció hace apenas 1.000 años. Cada grupo está exactamente adaptado a las condiciones ambientales que imperaban en la época de su aparición. Y de ahí resulta toda una serie de consecuencias para nuestra salud.

17

Grupo 0: El antígeno del cazador

Es el más frecuente en nuestras latitudes y apareció hace algo más de 40.000 años. Los humanos andaban ocupados primordialmente en la caza y la recolección de frutos silvestres. Eran, por encima de todo, carnívoros. Este régimen implica que podían metabolizar gran cantidad de proteínas de origen animal. Además debían ser capaces de realizar grandes esfuerzos físicos. De esta manera se formó el grupo sanguíneo 0, dotado de la especial constelación de antígenos que corresponde precisamente al modo de vida de un cazador y recolector.

Desde entonces el modo de vida ha cambiado mucho, pero el grupo 0 sigue existiendo. ¿Qué significa esto para una persona de nuestros días que tenga el grupo 0? Que debe tratar de aproximarse al modo de vida de sus antepasados de hace 40.000 años, si quiere verse sana y en forma. Claro está que en nuestras latitudes no se puede andar con la azagaya por los bosques, cazando y haciendo fogatas para asar las presas. Pero disponemos de otras posibilidades para emular la vida de los cazadores-recolectores. En principio, se recomienda una combinación de práctica deportiva muy activa y dieta rica en proteínas.

En el aspecto negativo hay muchas cosas que no convienen al sujeto de tipo 0, como es natural. Las novedades que han ido apareciendo desde que ellos andan por este mundo no suelen sentarle demasiado bien.

Por ejemplo, las distintas variedades de cereales que introdujeron los agricultores. El gluten del trigo es el primer factor del exceso de peso en los individuos de grupo sanguíneo cero. Si uno pertenece a ese grupo y se ha aficionado a consumir mucho pan blanco, bollería, etc., que no se sorprenda si luego tiene problemas de kilos que le sobran.

La leche, los yogures y los quesos tampoco deberían figurar en la mesa de las personas de tipo 0. Son típicos productos agrarios y el organismo de estas personas no está bien preparado para digerirlos y asimilarlos. De ahí que su consumo origine frecuentes trastornos del metabolismo en estos individuos. Lo mismo rige para otras muchas producciones vegetales como las nueces, los pistachos, las patatas, las berenjenas y la coliflor.

A de agricultura

Tal como el grupo 0 era el de los cazadores-recolectores, el grupo A es el de los campesinos, aparecido hará unos 20.000 años, cuando los primeros empezaron a abandonar la inseguridad de la vida nómada para adoptar el sedentarismo relativo de la economía agropecuaria. La adaptación a las nuevas circunstancias se tradujo en un nuevo grupo sanguíneo. De hecho, el grupo A está mucho mejor habituado a la asimilación de los cereales y los derivados de la leche, lo cual no estaba al alcance de los sujetos del grupo 0. En cambio, los del tipo A acusan dificultades cuando les damos de comer cosas como las anguilas, el jamón o la carne de caza.

Además de diferir en cuanto a capacidad digestiva, el grupo A revela una perfecta adaptación a las nuevas condiciones sociales. En efecto, uno de los rasgos distintivos de la transición del cazador nómada al agricultor sedentario fue la tendencia a formar aglomeraciones, caseríos, aldeas, pueblos y ciudades establecidos a menudo en espacios muy confinados. Implica esta situación un mayor peligro de contagios, comparada con la del cazador que se mueve solo o en grupos muy reducidos. En presencia de una elevada concentración de gérmenes, las defensas le fallan pronto al sujeto del grupo 0; no así en el grupo A del agricultor, tipo humano dotado de una resistencia física proverbial. Todavía hoy, los sujetos poseedores de este grupo sanguíneo revelan una resistencia a las infecciones superior al promedio. Entre los sobrevivientes de las grandes epidemias históricas de peste o de cólera se ha hallado una cantidad excepcional de genealogías con grupo A.

B, el antígeno de los Himalaya

No menos robusto y dotado también de un fuerte sistema inmunitario, el tipo sanguíneo B aparece alrededor de 15.000 a 10.000 años antes de nuestra era en las alturas de los Himalaya. Este tipo es propenso a acumular las energías de la alimentación en forma de grasa, mecanismo de indiscutible utilidad en su momento porque se trataba de sobrevivir en altiplanos muy fríos y condiciones de incertidumbre en cuanto a la disponibilidad de alimentos. En cambio, en los sujetos de tipo B que viven en las prósperas sociedades modernas, ese gen que les predispone a la obesidad naturalmente resulta conflictivo. Por tanto, deberán fijarse especialmente en el balance energético de los alimentos que ingieren.

Por el contrario, estos sujetos pueden consumir tranquilamente cualquier queso que les apetezca. En líneas generales, constituyen el único grupo óptimamente dotado para disfrutar de la leche y sus derivados porque circula por sus venas una molécula de estructura parecida a otras que se encuentran en los lacticinios.

Les resultan contraindicados algunos cereales y sus productos derivados. Es el caso de las lectinas del centeno, (no muy común en la dieta mediterránea, aunque sí en el norte y en los países centroeuropeos) que hacen susceptibles a los individuos del grupo B de padecer trastornos vasculares. Asimismo, las del trigo y el maíz les dificultan la asimilación.

Un invitado tardío: el grupo AB

Este grupo es de los raros en nuestras latitudes y apareció hace aproximadamente un milenio. En esta época se produjo el mestizaje entre los caucásicos, en los que predominaba el grupo A, y los nómadas mongoles, con una mayor incidencia del grupo B. En este sentido, puede decirse que el AB no es tanto una adaptación a un determinado estilo de vida como el resultado de una mezcla entre los grupos A y B. Por tanto, las características específicas de este grupo sanguíneo, el más reciente de todos, no se deducen de las condiciones medioambientales sino de una combinación determinada de los antígenos propios del A y el B. Significa esto, concretamente, que los sujetos del tipo AB, como no tienen anticuerpos del A ni del B, gozan de especial protección frente a trastornos de tipo autoinmune como la artritis, el mal de Crohn y las alergias. Es decir, que tienen un sistema inmunitario menos propenso a atacar las células del propio organismo, como ocurre con otras personas. El mismo efecto conlleva, sin embargo, un inconveniente, y es que el sistema inmunitario del tipo AB es menos activo frente a las células cancerosas (que no dejan de ser células propias, aunque degeneradas). Por tanto, son algo más propensos al cáncer y su régimen de alimentación debe incluir necesariamente alimentos de eficacia antitumoral tan demostrada como el té verde o el ajo. Por supuesto, se abstendrán de tocar el tabaco.

21

El cazador y recolector solitario: grupo 0

El buen carnívoro

En tanto que prototipo de cazador, el individuo que tiene el grupo sanguíneo 0 está adaptado por naturaleza a la alimentación carnívora. Su aparato digestivo está calibrado, podríamos decir, para asimilar proteínas animales de gran calidad. En estas personas observamos una mayor acidez gástrica y una mayor secreción de los enzimas necesarios para la digestión de las proteínas. Es verdad que el consumo de carne introduce mayor número de parásitos en su organismo, pero su robusto sistema inmunitario le garantiza defensas más sólidas, en comparación con los individuos de otros grupos.

En este sentido, a primera vista el grupo 0 representaría una adaptación óptima a la situación dietética de los países industrializados, que se caracteriza por un gran consumo de embutidos, solomillo, filetes y chuletas de cerdo. Pero ni siquiera el grupo 0 proporciona una patente de corso para consumir carne sin limitaciones. Los sujetos con este grupo sanguíneo digieren peor la carne de pollo que las carnes rojas, y además deben permanecer atentos a sus niveles de colesterol y ácido úrico. Las carnes de cerdo deberían tener en su dieta una presencia no demasiado asidua, sino más bien excepcional. En cambio, se les recomienda las carnes de caza, bovino y cordero, así como el pescado.

Mucha actividad física

En su origen, la finalidad de la dieta carnívora y abundante en proteínas consistía en suministrar al cazador tipo 0 una gran cantidad de energía, así como elementos para desarrollar un aparato muscular robusto. Esa finalidad apenas tiene sentido en nuestros días. La vida moderna se caracteriza por la falta de movilidad, lo que significa que no hay motivo para tener que desarrollar mucha musculación. La primera consecuencia práctica es que, aunque seamos de grupo sanguíneo 0, conviene dosificar el consumo de carne. Y si eso nos resulta muy difícil, sería preciso organizarse para una práctica deportiva intensa, de una a dos horas diarias tres días por semana. Esto con el fin de que las proteínas consumidas se conviertan en musculatura, no en depósitos de grasa. Si adoptamos esta línea nos aproximaremos un poco a las condiciones que hace miles de años eran típicas para los sujetos con grupo sanguíneo 0.

La dosis cárnica correcta

Los médicos que practican el sistema dietético armonizado con los grupos sanguíneos recomiendan consumir de un 4 a un 6% de carnes rojas y un 2% de ave (proporciones referidas al consumo total de alimentos).

En la práctica es difícil mantener unas cantidades relativas tan exactas, pero éstas vienen a indicar que las carnes nunca son el ingrediente principal de la dieta, ni siquiera para los sujetos de este grupo.

La elección de frutas y hortalizas

En la época en que apareció el grupo 0, la caza era una empresa ardua, de resultados no siempre garantizados. Por eso el cazador era también recolector, para complementar la dieta con alimentos de origen vegetal. Es por eso que aún hoy existe para ellos toda una serie compatible de frutas y verduras, es decir adaptadas a su sistema digestivo. Otras, en cambio, le sientan francamente mal. Cabe citar las berenjenas, las coliflores, las setas, las patatas, el brécol y también algunos frutos como las fresas, los cocos, las mandarinas, las naranjas y el ruibarbo. En las doctrinas de la medicina naturista, las lectinas de las berenjenas y las patatas incluso figuran en primer lugar de la lista de sospechosas, en relación con la tendencia a padecer dolencias de las articulaciones. Así pues, para conservar la salud, el sujeto dotado de grupo sanguíneo 0 debe excluir de su dieta estos alimentos.

Importante para los del grupo 0: modular el sistema inmunológico

La gran actividad de su sistema inmunitario es uno de los rasgos diferenciales del grupo 0. En lo que se refiere a la resistencia frente a las infecciones sin duda es una ventaja. Pero por otra parte, esa fortaleza de sus defensas determina que reaccionen de una manera desproporcionada ante algunos estímulos. De ahí resultan frecuentes reacciones alérgicas y afecciones autoinmunes, que son aquellas en que el sistema de defensa ataca a los tejidos propios, como en las artritis.

Por lo que se refiere a la minuta alimenticia del grupo 0, es aconsejable la inclusión de ingredientes capaces de modular el sistema inmunitario como son el brecol, la cebolla amarilla y la col verde, además de infusiones de jazmín y té Rooibos. Esta última es una planta medicinal oriunda de África, donde era tradicionalmente conocida su eficacia antialérgica.

Lo conflictivo: los derivados del trigo y de la leche

Aunque tolera bien las carnes, al sujeto de grupo 0 le sientan fatal la leche, la harina de trigo y los derivados de esta última. No debe sorprendernos ya que estos alimentos no existían en la época de los cazadores-recolectores. Y, en la actualidad, siguen causando algunas dificultades a las personas de grupo sanguíneo 0. En el África negra, por ejemplo, donde el grupo 0 predomina numéricamente, se da un porcentaje muy alto de intolerancia a los derivados lácteos.

La incompatibilidad es todavía más aguda por lo que se refiere a los productos de harina integral de trigo y las leguminosas. Estos alimentos originan reacciones de rechazo a nivel intestinal y sanguíneo, las cuales incluso perjudican la asimilación de otros alimentos. Además, se le achaca a la harina de trigo y sus elaborados la mayor parte de las obesidades en sujetos de grupo sanguíneo 0, cuyo metabolismo trastornan las lectinas de esta categoría de alimentos.

¿Puede ser vegetariana una persona perteneciente al grupo 0?

Cuestión candente, ya que la historia evolutiva del grupo identifica a estos sujetos como primordialmente carnívoros. Además, las lectinas de la leche de vaca les provocan grandes dificultades, de modo que se descarta para ellos el recurso del ovo-lacto-vegetarianismo recomendado, por lo general, para corregir el déficit de proteínas de la dieta vegetariana estricta (recordemos que los individuos de este grupo precisan proteínas en mayor cantidad).

Hay recursos, no obstante, si somos vegetarianos del grupo 0 y deseamos vivir de acuerdo con nuestros principios. Se admiten uno o dos huevos por semana, y los quesos de oveja y cabra se toleran bastante bien. Disponemos, por tanto, de alternativas de sabor agradable para cubrir las necesidades de proteínas, así como de las vitaminas y los oligoelementos que normalmente aporta la dieta animal. El vegetarianismo estricto es problemático para este grupo, ya que se registra la carencia inevitable de proteínas, calcio, hierro y vitamina B12.

Grupo 0: lo que engorda

Maíz, trigo y derivados
Contienen gluten que ralentiza el metabolismo. Muchos individuos de grupo 0 consiguen éxitos dietéticos con sólo excluir de sus minutas estos alimentos.

Sustancias de relleno hidrosolubles
Algunos alimentos de origen vegetal contienen un gran volumen de sustancias inertes solubles en agua, y que por consiguiente acarrean lectinas difícilmente asimilables por los individuos del grupo 0. De este modo se fomenta el aumento de peso. D'Adamo sostiene que además «rebajan la acidez» de la musculatura perjudicando la capacidad para el esfuerzo, aunque la medicina deportiva no ha corroborado esa hipótesis.

Entre los alimentos con elevada proporción de sustancias de relleno hidrosolubles figuran las alubias, las lentejas, las zanahorias, los rábanos, la coliflor, el apio, la col blanca y la cebolla.

Sin embargo, esta última, al igual que el ajo, por su contenido en sulfuros y la estructura correspondiente de sus lectinas, figuran entre los ingredientes de efecto beneficioso para los individuos del grupo 0 porque, entre otras cosas, facilitan la digestión de las carnes.

Grupo 0: lo que adelgaza

Pescado de mar
Contiene mucho yodo, que favorece la secreción de hormonas activadoras del metabolismo. Los sujetos del grupo 0 deberían comer pescado dos veces por semana como poco y no sólo cuando se propongan quitarse kilos.

Té Pu-Erh
Para mejorar aún más la asimilación de las proteínas de origen animal, a las personas de grupo 0 se les recomienda que acompañen las comidas con una infusión de Pu-Erh. Se ha demostrado que esta bebida tradicional del sur de China excita la secreción de los enzimas que fraccionan las cadenas moleculares de las proteínas, facilitando así la asimilación. Además reduce la tasa de lípidos en sangre y mejora el peristaltismo (la actividad intestinal). Estos efectos positivos, seguramente, se deben a las catequinas que contiene la infusión.

En nuestras latitudes, por desgracia, de Pu-Erh es de pésima calidad. Por tanto, nos aprovisionaremos en establecimientos que lo ofrezcan de distintas categorías y preferiremos siempre el de primera clase.

Mate

Frente al té Pu-Erh, constituye una alternativa auténtica y más asequible. Los gauchos de América del Sur conocen la yerba mate desde hace siglos y la consumen para contrarrestar los problemas de digestión y de peso que les origina su dieta de excesivo predominio cárnico. Recientemente, un equipo de investigadores de la Universidad de Lausana estudió doce especies de hierbas medicinales comúnmente publicitadas como *fat burner* o «quemadoras de grasas». La yerba mate fue la única que presentó una actividad demostrable como estimuladora del metabolismo.

El pan esenio, alternativa a los cereales `A` `B` `AB`

Como queda dicho, los sujetos del grupo 0 tienen grandes problemas de asimilación del trigo y el maíz. Otras clases de harinas como las de espelta, centeno y arroz resultan indiferentes, en el mejor de los casos, aunque nunca positivas en lo tocante al peso corporal. Contamos con una alternativa aceptable, que es el llamado pan esenio.

Los esenios fueron una comunidad religiosa judía que residió a orillas del mar Muerto entre los siglos II a. C. y IV d. C. Entre otras muchas actividades que se les atribuyen, se dice que fueron decididos adversarios de la esclavitud, entonces corriente en todos los países, y que se dedicaban a manumitir esclavos a cambio de dinero. Además practicaban un estilo de vida ascético, lo que hoy llamaríamos naturista. En este último aspecto, figura el pan especial que preparaban.

La diferencia esencial con el pan corriente consiste en la elaboración del pan esenio a partir de granos germinados. El grano de trigo cuando empieza a germinar modifica por completo la estructura de sus lectinas y sustancias de relleno, y lo hace en un sentido muy conveniente para los sujetos del

29

grupo 0, aunque por otra parte sienta bien a las personas de todos los demás grupos y es muy saludable. Por desgracia, es algo difícil de encontrar. Figura en la lista de productos Natursoy (véase www.natursoy.com) y otras listas de productos de venta en establecimientos dietéticos y naturistas.

Pan esenio de elaboración propia

En caso de dificultad invencible para aprovisionarnos, podemos intentar la fabricación propia partiendo del trigo en grano. Dejaremos que se inicie la germinación y uno o dos días después de que hayan asomado las plántulas cortaremos los gérmenes, los limpiaremos y los pasaremos por la trituradora. Se obtiene así un zumo de color blanquecino lechoso que, dicho sea de paso, puede mezclarse con un poco de agua y constituye una bebida reconstituyente, muy rica en minerales y vitaminas. El resto de la semilla sirve para formar la masa, que mezclaremos en una palangana con algunas especias (sal de mar, jengibre y sésamo, por ejemplo) pasándola luego a la bandeja para cocer, previamente engrasada con aceite de oliva o de jojoba.

Después, se deja fermentar la masa de 8 a 10 horas en el horno precalentado a 50°C. Al término de la elaboración, el pan esenio debe presentar consistencia crujiente como la de las galletas saladas.

Alimentos importantes para el grupo 0

Carnes
- Vacuno
- Cordero
- Carnero
- Caza

Leche y derivados
- Mantequilla
- Mozzarella
- Queso de oveja
- Queso de cabra

Pescados
- Rodaballo
- Arenque
- Bacalao
- Caballa
- Salmón
- Sardina
- Merluza
- Lenguado

Pastas
- Pan esenio

Hortalizas, frutos secos y semillas
- Algas
- Arroz basmati
- Brecol
- Achicoria
- Endibia
- Col verde
- Ajo
- Nabicol
- Calabaza
- Semillas de calabaza

- Rábano
- Perejil
- Puerro
- Pimiento rojo
- Espinaca
- Nueces
- Cebolla

Frutas y zumos
- Zumo de piña
- Higos
- Zumo de ciruelas

Bebidas, refrescos
- Mate
- Té Pu-Erh
- Té Rooibos
- Agua mineral

Especias
- Pimienta de cayena
- Curry
- Sal yodada (sal de mar)
- Cúrcuma
- Mejorana
- Salvia

👎 Alimentos conflictivos para el grupo 0

Carnes
- Ánade Pato
- Cerdo
- Tocino

Pescados
- Salmón ahumado
- Arenque adobado
- Arenque en salazón
- Pulpo, calamar

31

Pastas
- De maíz
- De trigo o de harina integral
- De mezcla
- Fideos y similares de harina de trigo o harina integral
- Pan de centeno

Hortalizas
- Berenjena
- Aguacate
- Coliflor
- Setas
- Legumbres menos judías pintas y fríjoles)
- Patata
- Col
- Maíz
- Lombarda
- Setas shiitake
- Repollo

Frutas
- Fresa
- Melón cantalupo
- Coco
- Mandarina
- Naranja
- Ruibarbo

Lácteos
- Camembert
- Edamer
- Emmentaler
- Gouda
- Cuajada
- Parmesano
- Burgos
- Queso para untar
- Helados
- Leche entera

Cereales
- Palomitas de maíz
- Copos de avena
- Copos de trigo
- Salvado de trigo

Especias
- Vinagre de sidra
- Vinagres balsámicos
- Alcaparras
- Nuez moscada
- Pimienta blanca y negra
- Vainilla
- Canela

Bebidas
- Refrescos de cola
- Café
- Limonadas
- Té negro

Recetario para el grupo 0

Recetas sabrosas para todas las ocasiones

El té Pu-Erh, bebida ideal del grupo 0

Su importancia:

Como té, no es negro ni verde sino «rojo». Un entendido en la materia lo llamaría té «posfermentado», ya que se trata en realidad de un té verde sometido a un proceso de desecación especial con ayuda de ciertos microorganismos.

Se le atribuyen propiedades adelgazantes, pero no es la panacea para perder peso. Sí podemos considerar científicamente demostrado que reduce los niveles de lípidos en sangre y facilita la digestión de las proteínas. Por eso decimos que es un alimento importante para los sujetos del grupo sanguíneo 0, que se caracterizan por un consumo proteínico superior. Ciertamente, su mejor asimilación puede ser una ayuda útil cuando se pretende una reducción del peso corporal.

Ingredientes:
1 cucharilla rasa de Pu-Erh de primera calidad
1 taza de agua (de 150 a 200 ml)
o bien
6 cucharillas rasas de té Pu-Erh de primera calidad
1 l de agua

Preparación:
Se echan las hojitas de té Pu-Erh en el fondo de la taza o tetera y se escaldan con agua a punto de ebullición. Se tapa el recipiente a fin de conservar los aceites esenciales volátiles y se deja para obtener una infusión.

Infusión corta
De dos a tres minutos, produce un té relativamente suave con un sabor ahumado y un poderoso efecto estimulante. Aunque parezca un tiempo muy breve, es suficiente para la extracción de los principios activos desde el punto de vista medicinal. El cuarto de hora tradicional del «té de la abuela» no es necesario para sacar toda la eficacia al té Pu-Erh (de paso, procede observar que la medicina tradicional china suele utilizar infusiones muy cortas para los tipos de hierbas que utiliza, y de los cuales procede también el Pu-Erh).

Infusión mediana
Si se dejan las hojas de tres a cinco minutos en el agua muy caliente, resulta un sabor bastante alcalino. La cafeína se ha combinado con los taninos y de ahí que el efecto estimulante sea menor. La infusión mediana es la que prefieren la mayoría de los aficionados al té, y también la óptima para quienes padezcan molestias gástricas. Es la que equilibra el efecto saludable para la digestión y el estimulante.

Infusión larga (más de diez minutos)
Domina claramente el sabor alcalino, incluso terroso, pero puede tolerarse (a diferencia de lo que ocurre con los tés convencionales negro o verde), porque no contiene tantos taninos, que son los que comunican el sabor amargante. En

34

esta concentración el té Pu-Erh se recomienda, sobre todo, para el tratamiento de los trastornos intestinales, por ejemplo una diarrea.

Observaciones particulares:
El Pu-Erh admite, más o menos como el Rooibos y el té verde, varias infusiones, hasta cuatro si el producto es de muy buena calidad. Teniendo todo esto en cuenta, resulta menos doloroso el elevado precio que se paga por el té Pu-Erh en comparación con el café o la mayoría de las variedades de té negro y verde, atendido que la ración diaria de tres a cuatro tazas se obtiene con una sola cucharadita rasa de té.

Por norma, las segundas o terceras deben ser más cortas que la primera, ya que las hojas están empapadas y por tanto entregan con más rapidez sus principios activos al agua. Tan sólo bastarán dos minutos. A partir de la segunda infusión, el Pu-Erh queda muy rebajado de cafeína y puede tomarse por la noche ya que no nos impedirá conciliar el sueño.

La recomendación habitual son tres o cuatro tazas al día, acompañando a las comidas.

El mate

Su importancia para el grupo 0:
Llamado en tiempos «hierba del Paraguay», facilita la digestión de las carnes, de ahí su uso tradicional por los gauchos de América del Sur (cuya vida nómada justifica el empleo de utensilios especiales, el mate o calabaza y la bombilla o caña para tomarlo). Se ha demostrado científicamente que activa la metabolización de las grasas.

Ingredientes:
1 cucharilla rasa de mate
1 taza de agua (de 150 a 200 ml)
o bien
6 cucharillas rasas de mate
1 l de agua

Preparación:
Escaldar la hierba con agua a punto de ebullición; dejar en infusión de 5 a 10 minutos y colar.

Observaciones particulares:
La yerba mate es rica en cafeína pero contiene principios activos que limitan la actividad de ésta. No obstante conviene no tomar el mate después de las 7 de la tarde. La dosis diaria recomendada es de tres tazas durante las comidas.

Té Rooibos

Su importancia para el grupo 0:
De origen sudafricano, el té Rooibos (espino rojo) es, por muchos aspectos, una bebida de uso cotidiano para las personas del grupo 0. En primer lugar no contiene cafeína, lo cual es un descanso evidente para este tipo de personas, que suelen vivir bajo una tensión nerviosa fuerte. Algunos incluso le atribuyen propiedades somníferas y leve efecto antidepresivo. Por otra parte, facilita la digestión de las carnes e incluso puede utilizarse directamente para sazonar los platos de carne. Es apreciable su acción antialérgica y su poder para aliviar los cólicos intestinales. Estas dos propiedades deben tenerlas en cuenta, sobre todo, los que padecen alergias a ciertos alimentos.

Ingredientes:
1 cucharilla rasa de té Rooibos
1 taza de agua (de 150 a 200 ml)
o bien
2 cucharadas superas de té Rooibos
1 l de agua

Preparación:
Escaldar con el agua a punto de hervir, tapar, dejar en infusión de 2 a 3 minutos y colar.

Observaciones particulares:
Admite una segunda infusión, pero ésta se limitará de unos 30 a 60 segundos. No contiene cafeína ni otros principios nocivos y dado su excelente sabor, podemos tomar diariamente dos o tres litros de infusión.

Una ensalada crujiente: endibias con pimiento

`B`

(para 3 o 4 personas)

Importancia para el grupo 0:
   Las personas de este grupo sanguíneo toleran bastante bien las endibias. Además contienen mucha vitamina C. El ajo y la cebolla son estimulantes del metabolismo para el grupo 0.

Ingredientes:
1 endibia
1 pimiento rojo
Para la salsa:
4 cucharadas de aceite de oliva
1 cucharada de zumo de limón

37

*2 cucharadas de hierbas picadas (mezcla para
ensalada)
Sal
Media cebolla
1 diente de ajo*

Preparación:
Separar las hojas de la endibia, lavarlas a fondo y escurrirlas hasta secarlas bien. Quitar las semillas del pimiento, quitarle los tegumentos de color blanco y cortarlo a tiras. Mezclar la ensalada de endibias con el pimiento.

Para la salsa quitar las pieles exteriores de la cebolla y picar la mitad de ésta. Luego pelar el diente de ajo. Mezclar
la cebolla, el aceite, el zumo de limón, las hierbas y la sal,
y chafar el diente de ajo dentro de la mezcla. Sazonar la ensalada y servir inmediatamente.

El postre exótico: [A][B][AB]
chutney de ciruela
(para 4 comensales)

Importancia para el grupo 0:
Pocas frutas favorecen el metabolismo de los individuos
del grupo 0. La ciruela es una de ellas. Por otra parte, el jengibre tiene un efecto similar al de la aspirina en lo que con-
cierne a la circulación sanguínea, es decir, anticoagulante y
retardante de la arterioesclerosis. El plato también puede
convenir a las personas de los demás grupos.

Ingredientes:
*500 g de ciruelas
10 g de jengibre fresco*

10 g de mostaza en grano
2 cucharadas de pasas
3 cucharadas de zumo de limón
75 g de azúcar, media cucharadita de sal
Media cucharadita de clavo en polvo
Media cucharadita de pimienta en polvo
Media cebolla cortada
150 ml de agua

Preparación:
Lavar las ciruelas y quitarles el hueso. Pelar el jengibre, cortarlo y chafarlo. Machacar la mostaza en un mortero (evítese en lo posible el uso de mostazas preparadas, ya que suelen contener aditivos que no sientan bien a las personas del grupo sanguíneo 0).

Hervir en el agua todos los ingredientes excepto las ciruelas y las pasas. Añadir seguidamente las ciruelas y dar 20 minutos de hervor a llama reducida, sin dejar de remover. Agitar con la varilla para obtener un puré uniforme, añadir las pasas y dar todavía un breve hervor. Meterlo en un bote de vidrio y enfriar. Para obtener un sabor óptimo del *chutney* de ciruela, se deja un buen rato en el frigorífico.

La guarnición esencial: arroz basmati

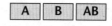

Los sujetos del grupo sanguíneo 0 deben abstenerse de patatas y también de las pastas elaboradas con harina de trigo y huevo, como los fideos. En cambio el arroz tiene una estructura de lectinas decididamente favorable para el aparato digestivo. A este grupo se le recomienda en particular el arroz basmati, deliciosamente perfumado.

39

En el envoltorio suele venir descrita la manera de prepararlo. Para un sabor todavía más excelso, véase la receta siguiente.

Ingredientes:
1 taza de arroz basmati (aprox. 200 g)
Agua

Preparación:
Lavar el arroz en agua clara y pasarlo a una fuente añadiéndole agua hasta cubrir los granos de arroz. Dejarlo en remojo unos 20 minutos y mientras tanto llevar a ebullición 2 litros de agua en una olla.

Sobre el fregadero, escurrir el arroz y el agua con un colador fino. Echar el arroz del colador al agua hirviendo sin dejar de remover para que los granos no queden pegados en el fondo de la olla.

El hervor es de 5 minutos (en esto se diferencia el arroz basmati de otras variedades, como la de grano largo). Por último, escurrir de nuevo con el colador hasta dejarlo bien seco.

Un almuerzo vegetariano:
puerros y calabacines al curry
(para 2 comensales)

Importancia para el grupo 0:
El punto fuerte de este plato son las especias. El ajo, la cúrcuma y el perejil se consideran beneficiosos para las personas de este grupo. Estimulan la digestión y, además, el ajo y la cúrcuma se asemejan a la aspirina en cuanto a la eficacia anticoagulante y preventiva de la arterioesclerosis.

Ingredientes:
250 g de puerros
250 g de calabacines
2 cucharadas de mantequilla
150 ml de caldo de verduras
2 dientes de ajo
1 punta de cuchillo de jengibre en polvo
1 cucharilla rasa de cúrcuma en polvo
1 cucharada de perejil picado
Sal

Preparación:
Limpiar los puerros, cortarlos por la mitad y luego a tiras delgadas (en juliana). Pelar los calabacines y cortarlos a rodajas finas.

Chafar los dientes de ajo, calentar la mantequilla y saltear brevemente en ella el ajo y las especias en polvo. Añadir los puerros y los calabacines y freír durante 4 minutos sin dejar de remover. Añadir el caldo de verduras, tapar y hervir durante 4 minutos.

Se sirve decorando cada porción con el perejil.

El plato de carne: | B |
gulasch con salsa de ciruelas confitadas
(para 4 personas)

La carne de buey y las ciruelas figuran entre los alimentos que tienen acción positiva sobre el metabolismo y el sistema inmunitario de las personas del grupo 0. Es importante que se elabore el plato con aceite de oliva, que además de resultar muy digestivo para las personas del tipo 0 es el más idóneo, por su sabor, para combinar con las ciruelas.

41

Ingredientes:

250 g de ciruelas secas
1 cebolla grande
3 cucharadas de aceite de oliva
500 g de carne (falda de buey)
2 cucharillas de sal yodada
1 clavo
1 cucharilla rasa de pimienta roja en polvo (dulce)
250 ml de agua

Preparación:

Lavar las ciruelas, pelar la cebolla y cortarla a daditos.

Calentar el aceite y saltear la cebolla hasta que, poco a poco, pierda el color. Añadir la carne y sofreír por todos los lados. Echar el agua y añadir todas las especias. Tapar la sartén y dejar por lo menos 30 minutos a fuego lento. Por último añadir las ciruelas y prolongar la cocción durante otros 15 minutos.

Observaciones particulares:

Este guiso proviene de Irán, donde se sazona además con nuez moscada y canela. Pero como estas especias no se recomiendan a las personas del grupo 0, las hemos reemplazado por el clavo y la pimienta.

Como podrá ver o, mejor dicho, saborear el lector con un poco de afición a experimentar en la cocina, resulta muy fácil adaptar los platos convencionales teniendo en cuenta las restricciones impuestas por el grupo sanguíneo específico de cada uno. Quizá, resulte complicado encontrar algún producto de los descritos en el libro, pero siempre será posible substituirlo por otro producto de naturaleza semejante.

El plato de pescado: →AB
bacalao en salsa picante
(para 4 personas)

Importancia para el grupo 0:
El bacalao es bajo en calorías y rico en yodo. La receta siguiente es muy digestiva y además fácil de preparar.

Ingredientes:
800 g de filete de bacalao fresco
2 puerros grandes
2 cebollas
4 zanahorias
2 tomates con mucha pulpa
4 cucharadas de mantequilla
Sal
Pimienta blanca
2 cucharadas de zumo de limón
3 cucharadas de aceite de oliva
Pimienta en polvo roja, dulce
1 manojo de perejil

Preparación:
Limpiar los puerros, cortarlos por la mitad longitudinalmente y luego en juliana de unos 0,5 cm de ancho. Pelar la cebolla y picarla finamente. Pelar las zanahorias, lavarlas y cortarlas a daditos.

Escaldar brevemente los tomates, quitarles la piel y cortarlos por la mitad. Quitar las semillas y cortar la pulpa a trozos pequeños.

Calentar la mantequilla y freír durante unos 10 minutos, a fuego lento, los puerros, la cebolla y la zanahoria. Añadir

43

el tomate, sazonar con sal y pimienta y cuando arranque a hervir bajar la llama y mantenerlo todo caliente.

El pescado, una vez cortado en porciones, se sazona con sal y zumo de limón. Calentar el aceite en una sartén y sofreír el pescado unos 3 minutos dándole vuelta una vez. Sazonar con el pimentón y la sal y pasar luego a la cazuela de las hortalizas.

Lavar el perejil, escurrirlo y picarlo. Después espolvorearlo sobre el plato antes de servirlo.

El plato exótico de cordero: B
al curry con piña y plátanos
(para 4 comensales)

Importancia para el grupo 0:

Las personas de este grupo asimilan de manera óptima la carne de cordero. Además el zumo de piña americana contiene enzimas que facilitan la digestión de las proteínas.

Ingredientes:
500 g de espalda de cordero
250 g de cebollas
250 g de piña natural
2 o 3 plátanos grandes
Medio litro de caldo de carne
Cilantro fresco (puede sustituirse por perejil)
2 cucharadas de mantequilla derretida
Para la pasta de curry:
2 guindillas secas grandes
1 diente de ajo
1 cucharilla rasa de semillas de cilantro
1 cucharilla rasa de comino

44

10 g de jengibre fresco
Media cucharilla de sal

Preparación:
Quitar las semillas de los pimientos, remojarlos durante 10 minutos en agua caliente y hacer un puré con el resto de las especias para la pasta de curry o machacarlas en el mortero. Cortar la carne a dados de unos 3 cm, calentar mucho la mantequilla y dorar la carne en ella. Reducir el fuego y añadir las cebollas peladas y cortadas a cuartos. Saltear todo removiéndolo continuamente.

Mezclar la pasta con el caldo, removiéndolo a la vez con la cuchara, y cocerlo 50 minutos en un recipiente tapado. Añadir los plátanos cortados a rodajas y la piña a trozos, y calentarlo 10 minutos más. Probarlo para corregir de sal en caso necesario, y por último, espolvorearlo con el cilantro (o el perejil) picado.

Observaciones particulares:
En caso de dificultad para conseguir los ingredientes destinados a la pasta de curry, se puede utilizar curry en polvo. Para la guarnición es preferible un arroz basmati porque las personas del grupo 0 lo asimilan óptimamente, a diferencia de los arroces corrientes.

La alternativa vegetariana para el grupo 0: [A] ensalada de colinabo y brotes de mungo
(para 4 personas)

Importancia para el grupo 0:
Son ingredientes óptimamente digeribles para los sujetos del grupo 0. Su contenido en aceite de oliva potencia

el metabolismo. Éste es un plato de crudités que engaña el estómago.

Ingredientes:
4 colinabos pequeños
2 zanahorias pequeñas
200 g de brotes de fríjol mungo
2 yemas de huevo
Sal
1 cucharilla de mostaza no picante
Zumo de 1 limón
6 cucharadas de aceite de oliva

Preparación:
Pelar los colinabos y las zanahorias y rallar con un rallador grande. Lavar los brotes de mungo y mezclarlos con los colinabos y las zanahorias.

Batir las dos yemas de huevo con la mostaza, el zumo de limón y un poco de sal hasta que adquieran consistencia cremosa. Seguir batiendo mientras se añade un chorrito fino de aceite.

Echar este aliño sobre la ensalada y remover todo. Dejar en reposo unos 30 minutos antes de servir.

Sabrosas hortalizas a las finas hierbas
(para 2 personas)

Importancia para el grupo 0:
El colinabo y las nueces son coadyuvantes digestivos para las personas del grupo 0, se asimilan muy bien y favorecen el metabolismo.

Ingredientes:
1 colinabo pequeño
10 rábanos rojos
100 g de zanahorias
75 g de pepino para ensalada
2 cebollas de primavera
1 cucharada de nueces sin cáscara y limpias
2 cucharadas de zumo de limón
2 cucharadas de aceite de nueces
Sal
Pimienta de cayena
Medio ramito de perejil
Medio ramito de albahaca

Preparación:
Mezclar removiendo enérgicamente el zumo de limón con el aceite y sazonar con sal y pimienta de cayena.

Solomillo de buey al curry con calabaza y mango
(para 2 personas)

B

Importancia para el grupo 0:
Los individuos del grupo sanguíneo 0 se distinguen por su mayor capacidad para asimilar las carnes de vacuno. En este plato interviene el curry como auxiliar de la digestión.

Ingredientes:
200 g de calabaza
1 mango
350 g de solomillo
1 cucharilla de curry

Un poco de zumo de limón
Azúcar
1 cucharada de crema de leche
Mantequilla
Sal

Preparación:
Cortamos la calabaza a dados y la salteamos en mantequilla caliente hasta que pierda el color. La espolvoreamos con curry y la sazonamos con zumo de limón y azúcar, al gusto.

Pelamos el mango, cortamos la pulpa a dados y lo añadimos a la calabaza, salteando todo junto durante un minuto más.

Cortamos el solomillo a tiras y en otra sartén lo freímos con mantequilla hasta dorar la carne. Echar la crema sobre la mezcla de mango y calabaza, remover y sazonar con sal, al gusto. Puede servirse con una guarnición de arroz basmati.

Solomillo de buey con brécol $\boxed{B}$
(para 1 persona)

Importancia para el grupo 0:
Otra receta de buey, eminentemente recomendable para los sujetos del grupo cero. Este plato aporta sólo 260 kcal y, sin embargo, transmite la saciedad de una comida completa.

Ingredientes:
Solomillo en 2 porciones finas (de 50 a 70 g cada una)
50 g de chalotas pequeñas enteras
50 g zanahorias pequeñas enteras
100 g de brécol (las rosetas)

1 diente de ajo y 250 ml de caldo de carne
1 cucharada de mantequilla

Preparación:
Escaldar las zanahorias y las chalotas en el caldo muy caliente de 6 a 8 minutos. Añadir en seguida las rosetas de brécol y hervir durante otros 3 minutos a fuego lento.

Sacar las hortalizas del caldo. Luego echar la carne en el caldo, que habrá dejado de hervir, y darle un minuto de acción, justo para que adquiera una coloración gris. Sacar la carne del líquido y emplatar con la verdura. Derretir sobre ésta un poco de mantequilla y regar con unas gotas de caldo de la cocción. Puede añadirse como guarnición un poco de arroz.

Filete de ternera con hortalizas   B
(para 2 comensales)

Importancia para el grupo 0:
Los individuos del grupo 0 asimilan muy bien la carne de ternera.

Ingredientes:
250 g filete de ternera
200 g de zanahorias
150 g de apio
1 cucharilla de corteza de limón rallada
2 dientes de ajo
150 ml de caldo de carne
2 cucharadas de mantequilla
2 cucharillas de perejil picado
1 cucharilla de curry
Sal

49

Preparación:
Cortar la carne a tiras delgadas perpendicularmente a la fibra. Sazonar con la sal y las ralladuras de piel de limón. Derretir la mantequilla y saltear rápidamente en ella la carne, espolvoreándola con curry, sacarla de la sartén y guardarla en un recipiente tapado para que no se enfríe. Previamente se habrán lavado, pelado y cortado en juliana las zanahorias y el apio. Saltearlos en la mantequilla restante. Pelar los dientes de ajo, echarlos en la fritura y chafarlos. Agregar el caldo, rehogar y tapar hasta que estén a punto las hortalizas. Agregar la carne y espolvorearla con perejil. Como guarnición, un arroz basmati de la mejor calidad.

Fritada de hígado con manzana: ningún problema si eres del grupo 0
(para 1 persona)

Importancia para el grupo 0:
El hígado abunda en colesterol y calorías, pero es de los alimentos positivos para los del grupo 0. Ellos lo asimilan bien, además, es uno de los pocos alimentos de origen animal que realmente contienen muchas vitaminas. Las personas del grupo 0 pueden tomar tranquilamente un plato de hígado una vez por semana.

Ingredientes:
150 g de manzanas ácidas
2 rebanadas pequeñas de hígado de ternera (entre 50 y 70 g cada una)
1 cucharilla de mantequilla
100 ml de caldo de carne
1 clavo machacado

1 cucharilla de zumo de limón
1 cucharilla de aceite de linaza o de colza
Media cucharilla de hojitas frescas de romero
Sal
1 cucharilla de pimienta roja en polvo (dulce)

Preparación:
Cortar las manzanas a dados y rehogarlas un poquito en la mantequilla. Sazonar con el clavo y un poco de sal. Añadir el caldo y el zumo de limón y rehogar todo de 2 a 3 minutos más. Freír el hígado en aceite, a fuego medio, por ambos lados. Echar el romero en la misma sartén y sazonar finalmente con sal y pimienta.

Se servirá junto con la manzana, adornándolo con una ramita de romero o con pimienta roja, como se prefiera.

Un plato de caza que sienta bien: solomillo de ciervo con guindas
(para 2 personas)

B

Importancia para el grupo 0:
A estas personas les sienta bien la carne de ciervo, lo mismo que otras de caza.

Ingredientes:
300 g de solomillo de ciervo o de venado
200 g de guindas
2 cucharadas de crema de leche
2 cucharadas de aceite de oliva
1 punta de pimienta de cayena
250 ml de zumo de cerezas
2 ramitos de perejil rizado y sal

51

Preparación:
Rebozar los trozos de carne en pimienta de cayena y aceite y echarlos en la sartén muy caliente. Freírla brevemente dándole vueltas y salarla. Sacar la carne y guardarla en un recipiente tapado para que no se enfríe.
Dar un breve hervor al zumo de cerezas en la misma sartén. Añadir las guindas y la crema de leche. Por último, disponer los trozos de carne, tapar la sartén y rehogar todo durante unos minutos. Se sirve decorándola con el perejil.

Observaciones particulares:
En vez de guindas puede prepararse este plato con albaricoques, ciruelas o pera partida por la mitad. Si no se encuentra el solomillo de ciervo, se puede intentar con carne de liebre o conejo.

Filetes de bacalao
sobre juliana de hortalizas
(para 2 personas)

| A | B | AB |

Importancia para el grupo 0:
El bacalao es un alimento que las personas del grupo 0 asimilan muy bien. Es abundante en proteínas y bajo en calorías.

Ingredientes:
2 filetes de bacalao (de 200 g cada uno)
200 g de zanahorias
100 g de apio
100 g de puerro
2 cucharadas de zumo de limón
500 ml de caldo de verduras

1 cucharada de perejil picado
1 cucharada de eneldo picado
Sal
Un par de cuartos de limón

Preparación:
Lavar un poco los trozos de bacalao, secarlos con un paño, remojarlos con el jugo de limón y salarlos ligeramente.
Lavar y pelar las hortalizas y cortarlas a trozos pequeños. Hervirlas en el caldo, dejándolas a media cocción.
Disponer los trozos de pescado sobre las hortalizas y rehogarlos durante unos 10 minutos a fuego lento.
Por último, espolvorear todo con las hierbas aromáticas y servirlo adornándolo con unos cuartos de limón.

La dieta de 7 días para el grupo 0

Ingredientes que utiliza
(para 1 persona)

Cereales y sus elaborados
- 6 rebanadas de pan esenio
- 5 rebanadas de pan crujiente de centeno
- 150 g de arroz basmati (o arroz integral)
- 200 g de mijo
- 100 g de cebada
- 20 g de germen de espelta

Hortalizas, frutos secos y semillas
- 300 g de tomates
- 300 g de acelgas
- 2 dientes de ajo

- 50 g de rucola (jaramago)
- 150 g de tomates «cherry»
- 2 guindillas
- 1 puerro
- 1 chile rojo
- 1 colinabo
- 1 chile amarillo pequeño
- 300 g de zanahorias
- 50 g de apio
- 7 nueces
- 50 g de pipas de girasol

Frutas frescas o pasas, zumos
- 1 plátano
- 4 manzanas ácidas
- 4 limones
- 4 ciruelas al natural o pasas
- 100 g de higos secos
- 30 g de uvas pasas
- 4 cucharadas de zumo de ciruela o de piña
- 2 cucharadas de arándanos

Carnes
- 200 g de pierna de cordero (sin hueso)
- 20 g de picadillo de carnes
- 20 g de hígado de cordero picado
- 125 g de filete de buey picado
- 4 medallones de venado (de 40 a 50 g cada uno)
- 100 g de filete de pava
- Una porción de paté de hígado

Pescados
- 1 rodaja de mero (250 a 300 g)
- 200 g de filete de bacalao
- 120 g de gambas sin pelar

Lácteos
- 200 g de mozzarella
- 2 trozos de queso de cabra (de 30 g cada uno)
- 2 porciones de queso de oveja
- 250 g de mantequilla
- 50 g de crema de leche

Bebidas
- Hierba mate
- Té Pu-Erh

Condimentos y especias
- Azúcar
- Sal
- Pimienta de cayena
- Romero
- Comino
- Menta piperita
- Albahaca
- Salvia
- Comino en polvo
- Hinojo en polvo
- Curry
- Melisa toronjil
- Laurel en hoja
- Clavo
- Tomillo

- Jengibre en polvo
- 1 l de caldo vegetal aprox.
- 200 ml de caldo de pollo
- Salsa de soja

Varios
- Medio litro de aceite de oliva
- Aceite de linaza o de sésamo
- 2 huevos
- Confitura de ciruelas o de manzanas
- 30 ml de vino blanco
- 100 ml de vino tinto
- Pulpa de tomate

Si no se va a tomar como dieta estricta, se necesitará además arroz, pan esenio y pan de harina de espelta.

LUNES

Desayuno
(para 1 persona)

2 rebanadas de pan esenio con mantequilla, untadas también con paté de hígado.

Todo ello acompañado de 1 a 2 tazas de mate o té Pu-Erh.

Comida: mero al horno
(para 2 personas)

Ingredientes:
Aceite de oliva
2 filetes de mero (de 250-300 g cada uno)

Sal
1 punta de pimienta de cayena
Media cebolla picada
400 g de tomates pelados y picados
1 cucharada de hojas de romero picadas

Preparación:
Sazonar los filetes de pescado con sal, romero y pimienta y añadir el picadillo de tomate y cebolla. Tomar dos trozos de hoja de aluminio y untarlos con aceite en abundancia. En ellos se envuelven los filetes que hemos preparado, y se pasan los envoltorios a una bandeja para el horno. Se tendrán en cocción unos 15 minutos a 180°C.

Como guarnición está indicado un arroz basmati, o se puede acompañar con una ensalada de endibias bien crujientes. Para beber, 1 o 2 tazas de yerba mate por persona.

Cena: acelgas con mijo y tomate
(para 2 personas)

Ingredientes:
300 g de acelgas
1 tomate
Media cebolla
1 diente de ajo
200 g de mijo
250 ml de caldo de verduras
2 cucharillas de aceite de oliva
2 cucharillas de jugo de limón
Sal
Pimienta de cayena
1 cucharilla rasa de comino molido

Preparación:
Pelar la cebolla y el ajo y picarlo todo muy fino. Lavar las acelgas, escurrirlas muy bien y trocear las hojas y los tallos. Lavar los tomates y cortarlos a dados quitando la parte dura correspondiente al pedúnculo.

Lavar el mijo en un tamiz bajo el al chorro frío del grifo, escurrirlo y pasarlo a una cazuela. Echarle el caldo vegetal y cuando empiece a hervir, ponerlo a fuego lento para darle unos 20 minutos de cocción.

Durante ese tiempo, se saltea el ajo y la cebolla en una sartén con aceite de oliva. A continuación, agregar las acelgas, el tomate y el zumo de limón. Se tapa y se deja unos 10 minutos más, hasta que las acelgas queden al dente. Se sazona con sal y pimienta de cayena.

Por último se sazona el mijo con sal y comino y se sirve en dos platos al lado de las acelgas. Se toma con una taza de té Pu-Erh por comensal.

MARTES

Desayuno
(para 1 persona)
1 huevo medio cocido o totalmente duro, 2 rebanadas de pan esenio con mantequilla y un poco de mermelada de ciruela o de manzana.

Se acompaña con 2 tazas de yerba mate o té Pu-Erh.

Comida: ensalada de cordero «Dakota»
(para 4 comensales)

Ingredientes:
400 g de pierna de cordero deshuesada

100 g de cebada hervida
100 g de pipas de girasol al natural
100 g de rucola
250 g de tomates «cherry»
Aceite de oliva
Sal
Pimienta de cayena
Para el aliño:
2 cucharadas de zumo de limón
1 pizca de sal, pimienta de cayena
1 pizca de azúcar
6 cucharadas de aceite de oliva
2 cucharadas de menta piperita fresca picada
1 cucharada de albahaca picada

Preparación:

Asar las pipas de girasol en una sartén sin engrasar, dejar que se enfríen y mezclar con la cebada hervida, reservando algunas pipas.

Para el aliño, batir los ingredientes añadiéndolos en el mismo orden en que se citan. Una parte del aliño se mezcla con las pipas de girasol y la cebada para que se empapen bien.

Cortar la pierna deshuesada en trozos pequeños. Saltearlos en una sartén con aceite de oliva hasta que tomen un color rosado y dejar que se enfríen. Entonces cortarlos a rodajas delgadas que se sazonan con sal y pimienta de cayena. Limpiar la rucola y los tomates y lavarlos. Los tomates que sean grandes los cortamos en mitades, o en cuartos.

Repartir los ingredientes en los cuatro platos con un poco de gracia, añadiendo la cebada con pipas de girasol. Finalmente repartir las porciones de carne y aliñarlas, para ser-

59

vir rociándoles previamente las pipas reservadas. Se acompaña con 1 o 2 tazas de mate o té Pu-Erh.

Cena
(para 1 persona)

2 rebanadas de pan crujiente de centeno con unos 100 g de mozzarella, aromatizada con orégano o albahaca y abundante zumo de limón. Se acompaña con una taza de té Pu-Erh.

MIÉRCOLES

Desayuno
(para 1 persona)

2 o 3 rebanadas de pan crujiente de centeno untadas con un poco de paté de hígado.
Se acompaña con 1 o 2 tazas de mate o té Pu-Erh.

Tentempié de mañana
1 o 2 ciruelas.

Comida: manzanas al horno con relleno de carne
(para 4 comensales)

Ingredientes:
4 manzanas grandes, olorosas y ácidas
2 cucharadas de zumo de limón
70 g de picadillo de carnes diversas
70 g de picadillo de hígado de cordero
Media cucharilla de salvia picada
Sal

Pimienta de cayena
1 pizca de azúcar
20 g de mantequilla para la bandeja
120 ml de vino blanco

Preparación:
Lavar las manzanas y vaciarlas. Picar la pulpa y mezclarla con una cucharada de zumo de limón. Mezclar la pulpa picada, el hígado, la salvia, la sal, la pimienta, el azúcar y el resto del zumo de limón. Probar la mezcla para corregirla al gusto.

Llenar con esta masa las manzanas ahuecadas y pasarlas a una bandeja para horno (de las usadas para suflé) previamente engrasada con parte de la mantequilla. Repartir sobre las manzanas el resto de la mantequilla a modo de copos. Agregar el vino blanco. Se darán 30 minutos de cocción en el horno precalentado a 200°C.

La bebida idónea para acompañar es el té Rooibos, o yerba mate como alternativa. Se toman de 1 a 2 tazas.

Cena: gambas a la salvia
(para 4 personas)

Ingredientes:
450 g de gambas pequeñas con cáscara
15 cucharadas de aceite de oliva
20 hojas frescas de salvia
Sal
Pimienta de cayena

Preparación:
Lavar las gambas con agua fría y secarlas con papel de cocina. Calentar el aceite en la sartén a fuego medio. Re-

61

hogar las hojas de salvia 2 minutos y añadir enseguida las gambas. Tapar y saltear durante otros 2 minutos. Destapar y sazonas las gambas con sal y pimienta. Continuar así 2 minutos más a fuego lento, y servir las gambas con la salvia en una bandeja previamente calentada.

Se acompaña con vino blanco (1 o 2 vasos por persona).

JUEVES

Desayuno: sopa de cebada   A   AB

Ingredientes:
30 g de cebada molida
250 ml de caldo vegetal
Comino en polvo
Hinojo en polvo
Sal

Echar 30 g de cebada finamente molida en 250 ml de caldo hirviendo. Tenerlo durante 10 minutos a fuego lento. Sazonar con el comino molido y las semillas de hinojo, añadiendo una pizca de sal. Dejar durante 15 minutos más para que se hinche el cereal. Esta sopa debe tomarse muy despacio y procurando una abundante aportación de saliva.

Se acompaña con un huevo cocido (blando o duro) y una taza de yerba mate o té Pu-Erh.

Comida: arroz frito al estilo chino   B
(para 2 personas)

Ingredientes:
125 g de arroz basmati

1 cucharada de mantequilla
250 g de picadillo de buey, limpio de grasa
Curry
2 pimientos morrones
2 puerros
1 cucharada de salsa de soja

Preparación:
Preparar el arroz basmati según la receta que indicamos al principio de este capítulo, o atendiendo a las instrucciones del envoltorio. Como alternativa puede usarse arroz de grano largo.

Mientras se cuece el arroz untamos de mantequilla el *wok* (o una sartén común), y salteamos la carne picada a fuego medio y removiéndola continuamente, hasta que tome una consistencia grumosa. Al mismo tiempo, sazonar, sin escatimar, con la sal y el curry,

Lavar y limpiar los pimientos y los puerros. Cortar los primeros en tiras largas y los puerros en anillos delgados. Agregarlo todo a la carne y removerlo bien para mezclarlo. Sazonar con la salsa de soja y rehogarlo de 5 a 7 minutos a fuego medio. Por último, añadir el arroz y removerlo todo.

Se acompaña con 1 a 2 tazas de té Pu-Erh o té verde, que son los de sabor más adecuado para los platos de cocina china.

Cena: acelgas con mijo y tomate
(para 2 personas)

Es la receta de la cena del lunes.

VIERNES

Desayuno: higos al estilo judío tradicional
`A` `B` `AB`

(para 1 persona)

Ingredientes:
100 g de higos secos
30 g de pasas
1 manzana ácida
2 cucharadas de zumo de limón
4 nueces
Azúcar al gusto

Preparación:
La víspera lavar los higos, quitarles los rabillos y dejarlos en remojo con agua, para encontrarlos blandos a la mañana siguiente.

Llevar las pasas y los higos a ebullición en un poco de agua y, tan pronto rompa a hervir, reducir el fuego y dejar reposar todo durante 15 minutos. Aprovechar ese tiempo para pelar y despepitar la manzana; trocearla y la agregarla junto con el zumo de limón a la mezcla de higos y pasas. Por último, añadir la nuez picada y endulzar con azúcar al gusto. Se acompaña con una taza de yerba mate o té Pu-Erh.

Comida: filetes de bacalao con pimientos morrones rojos y amarillos
`B`

(para 2 comensales)

Ingredientes:
300 a 400 g de filetes de bacalao

1 punta de pimienta de cayena
1 cucharada de zumo de limón
Un pimiento rojo y otro amarillo
1 cucharada de aceite de oliva
Sal
100 ml de caldo vegetal

Preparación:
Secar los filetes de bacalao con papel de cocina y cortarlos en 4 porciones iguales. Si los filetes están ultracongelados, la partición es más fácil porque suelen venir en porciones dosificadas con bastante exactitud. Empapar los trozos en pimienta de cayena y zumo de limón, y reservarlos.

Lavar los pimientos, cortarlos a cuartos, quitarles los rabillos, las semillas y los tegumentos gruesos y luego cortarlos a tiras largas.

Calentar el aceite en una sartén. Agregar las tiras de pimiento y saltearlas. Sazonar con un poco de sal y echar el caldo de verduras.

Colocar los trozos de pescado sobre las tiras de pimiento y tapar para cocción de unos 10 minutos a fuego lento, hasta que el pescado esté a punto. Para terminar, echarle una pizca de sal.

Se acompaña con arroz corriente o basmati. La bebida idónea es la infusión de mate.

Cena
(para 1 persona)

2 rebanadas de pan crujiente de centeno o pan esenio con mantequilla y unos 100 g de mozzarella aromatizada con orégano o albahaca y zumo de limón abundante.

Se acompaña con 1 taza de té Pu-Erh.

SÁBADO

Desayuno: despertar crujiente   `B`
(para 1 persona)

Ingredientes:
20 g de espelta germinada
4 cucharadas de zumo de ciruela o de piña
50 g de zanahoria
50 g de apio
50 g de manzana ácida («granny» o «klara» por
ejemplo)
2 cucharillas de melisa picada
1 plátano mediano (100 g)

Picar los granos germinados de espelta con una trituradora manual (también pueden dejarse enteros si se prefiere). Mezclar con el zumo de ciruelas o de piña y remover todo.

Picar también con la trituradora manual las zanahorias, el apio y la manzana. Mezclar con el cereal agregando la melisa. Reservar 4 rodajas de plátano para decorar; el resto se corta a dados y se mezcla con lo demás. Pasar el desayuno a un tazón y adornarlo.

Se acompaña de una taza de yerba mate o té Pu-Erh.

Comida: medallones de venado   `→B`
(para 2 personas)

Ingredientes:
8 medallones de venado, de 40-50 g cada uno

1 cebolla pequeña
1 cucharada de mantequilla
1 cuchara de aceite de lino o de sésamo
200 ml de vino tinto
1 hoja de laurel
1 clavo
Media cucharilla de tomillo seco
2 cucharadas de arándanos
1 cucharada de pulpa de tomate
100 g de crema de leche
Sal
Pimienta de cayena

Preparación:
Pelar la cebolla y picarla. Calentar la mantequilla y el aceite en la sartén y saltear los medallones a fuego muy vivo de 1 a 2 minutos. Luego retirarlos y sazonarlos con sal.

En la misma sartén, a fuego reducido al mínimo, saltear un poquito la cebolla picada. Echar el vino tinto y agregar el laurel, el clavo y el tomillo. Añadir, removiendo, los arándanos. Se obtiene así una salsa. La cocción continúa hasta que la salsa se haya reducido un tercio. Sazonar con sal y pimienta de cayena. Pasar la salsa por el colador y devolverla a la sartén; agregar, removiendo, la pulpa de tomate y la crema de leche. Disponer los medallones de venado en la salsa y calentar durante unos 3 minutos más. Por último, poner en el plato los medallones y cubrirlos con la salsa de arándanos.

Como guarnición se recomienda, por el sabor, el arroz basmati o el de grano largo. Se acompaña con 1 o 2 tazas de yerba mate o té Pu-Erh.

Cena: queso de cabra en adobo `A` `B` `AB`
(para 4 personas)

Téngase en cuenta el tiempo de preparación.

Ingredientes:
8 trozos de queso de cabra, de 30 g cada uno
500 ml de aceite de oliva
1 pimiento picante rojo
4 hojas frescas de salvia
1 cucharilla de orégano
1 diente de ajo

Preparación:
Abrir el pimiento y quitarle las semillas antes de picarlo.

Meter el queso junto con las hierbas aromáticas, el diente de ajo chafado y el pimiento en un bote de vidrio; cubrirlo con aceite. Permanecerá en este adobo 24 horas como mínimo. Se sirve acompañado de pan esenio o pan de espelta.

DOMINGO

Desayuno
(para 1 persona)

2 rebanadas de pan de espelta con queso de oveja. Aromatizar con un poco de orégano y sazonar con sal yodada.

Se acompaña con 1 o 2 tazas de mate o té Pu-Erh.

Tentempié a media mañana

1 o 2 ciruelas frescas o confitadas.

Comida: arroz mil colores
(para 2 comensales)

Ingredientes:
250 g de zanahoria tierna
2 colinabos pequeños
200 g de filete de pava
20 g de mantequilla
150 g de arroz corriente
1 cucharilla rasa de curry
300 ml de caldo de pollo
1 cucharada de perejil
Sal

Preparación:
Lavar y pelar las zanahorias y los colinabos; cortar éstos a cuartos.

Fundir la mantequilla en una cazuela, cortar la carne a trozos pequeños y saltear todo junto brevemente. Luego añadir el arroz y disponer las hortalizas. Regar con el caldo de pollo y sazonar abundantemente con el curry. Todo ello se cocerá a fuego lento hasta que el arroz esté a punto, es decir procurando que el grano quede suelto. Sazonar con sal al gusto, espolvorear con perejil y servir el plato.

Se acompaña con 1 o 2 tazas de té verde o té Pu-Erh.

Cena: crema de cebada con nueces   A | AB
(para 1 persona)

Ingredientes:
30 g de cebada finamente molida
250 ml de caldo vegetal

3 nueces
Comino en polvo
Jengibre en polvo
Sal yodada

Preparación:
Calentar el caldo y, cuando arranque a hervir, agregar la cebada removiendo constantemente. Dejar 10 minutos a fuego lento y sazonar con un poco de comino, jengibre y sal yodada.

Poner el cereal en remojo 15 minutos más, que aprovecharemos para cascar las nueces, extraer la pulpa y picarla. Añadir la nuez picada a la crema y servir.

Debe tomarse muy despacio, con abundante aportación de saliva. Se acompaña con 1 taza de mate o té Pu-Erh, según se prefiera.

El cultivador sociable: grupo A

El buen cerealero

El antepasado de los primeros agricultores tenía el grupo sanguíneo A y la adaptación evolutiva indica un régimen alimenticio bastante diferente del que practicaba el cazador de tipo 0. La carne, excepto las aves de corral, le origina trastornos digestivos. La metaboliza lentamente y con no pocos problemas. Los obesos que tienen grupo sanguíneo A, suelen lograr éxitos espectaculares en la reducción de peso tan pronto como se deciden a reducir el consumo cárnico.

En cambio, les sienta muy bien a los individuos del grupo A los regímenes vegetales. Y tampoco los cereales plantean ninguna dificultad; asimilan especialmente bien el amaranto, la cebada y el centeno.

Por el contrario, les cae bastante mal la leche y los derivados no fermentados de ésta, que contienen un azúcar primario ante el cual reaccionan los organismos dotados del grupo sanguíneo A lanzando una espectacular ofensiva de anticuerpos. Le quedan como alternativa eventual los productos fermentados, por ejemplo el kéfir y el yogur; también pueden recurrir a elaborados de leche de cabra y de oveja.

La dosis cárnica correcta

El grupo sanguíneo A surgió durante el período de transición entre los nómadas cazadores-recolectores y los cultivadores, suponiéndose que la aparición de los pastores-ganaderos fue más tardía. Por eso, todavía en la actualidad el organismo de las personas del grupo A está mejor adaptado para el consumo de los productos agrarios de origen vegetal. En cambio, las carnes no le resultan muy convenientes. Por eso algunos médicos naturistas recomiendan a sus pacientes del grupo A la abstención total, admitiendo como máximo una porción de ave de corral, al menos una vez por semana.

En cuando a la dieta ovo-lacto-vegetariana, tampoco es la ideal para este grupo. Porque los derivados lácteos le originan bastantes trastornos y su asimilación de los huevos también es mediocre. Sin embargo, una dieta vegetariana estricta, que pudiéramos considerar teniendo en cuenta esas incompatibilidades, encierra el riesgo de estados carenciales al faltar elementos indispensables como el hierro, el yodo y el calcio, así como la vitamina B12 y varios aminoácidos esenciales.

En consecuencia, se aconseja a las personas del grupo sanguíneo A una dieta, en principio, vegetariana, pero añadiéndole pescado, la mayoría de cuyas especies toleran muy bien. También se les recomienda prescindir del trigo y sus elaborados y reemplazarlos por el amaranto como en seguida explicaremos. Éste además de ser idóneo para el aparato digestivo de estas personas aporta buenas dosis de proteínas y minerales.

Amaranto, el grano prodigioso para el grupo A

En realidad, el amaranto no es pariente del trigo. Como la quínoa y el alforfón o trigo sarraceno, tiene espigas feculentas sin ser un cereal. Los botánicos han establecido un género aparte, el de las amarantáceas. En su tierra de origen, Sudamérica, siempre ha figurado entre los ingredientes básicos de la dieta, con importancia comparable a la que representan para nosotros el trigo y el centeno. Por esta razón, suele compararse con los cereales.

Al compararlo, el amaranto se diferencia de los cereales porque contiene menos hidratos de carbono y más proteínas, grasas y minerales. Con su proporción de 14 a 16 % en peso de aminoácidos, supera claramente al trigo (13 % cada 100 g) y al maíz (10 % cada 100 g). Se presentan, además, en forma de proteínas de gran valencia biológica pues, aunque por lo general se considera que las proteínas de origen vegetal son menos asimilables que las de los animales, el amaranto constituye una excepción en el sentido de que las suyas se asimilan incluso mejor que las de la soja y las de la leche.

Los lípidos del amaranto se caracterizan por una elevada proporción de ácidos grasos insaturados, en especial el linoleico. Es conocido el efecto positivo de este ácido en cuanto al nivel de colesterol, la propensión a las afecciones cutáneas y el síndrome premenstrual.

También es digno de atención el contenido en oligoelementos. Contiene grandes cantidades de calcio (cinco veces más que el trigo), hierro (el doble que el trigo) y cobre (el triple). Estos valores hacen del amaranto un recurso utilísimo en cuanto al calcio y el hierro, apenas inferior a las carnes y la leche. De ahí su extraordinaria importancia para

73

las personas que tienen dificultades de asimilación con estos alimentos, como les ocurre a los sujetos de grupo sanguíneo A.

Por otra parte, no hay que olvidar que el aparato digestivo de estas personas admite sólo cantidades limitadas de harina de trigo y sus elaborados. En cuanto a las lectinas de la espelta, la avena y el maíz, el efecto es indiferente pero no positivo. En tanto que sucedáneo de los cereales, el amaranto ofrece una alternativa ideal porque además, y a diferencia de aquellos, no contiene gluten y sus lectinas las asimilan positivamente los sujetos de grupo sanguíneo A.

Hoy día, el amaranto se encuentra fácilmente en todas las tiendas de alimentos de régimen y de especialidades dietéticas. Su preparación no puede ser más sencilla y ofrece muchas posibilidades culinarias.

Molienda
El grano del amaranto, al natural o inflado, puede convertirse con el molinillo doméstico en un granulado, o reducirse a harina de la finura que se quiera. Sin embargo, su gran contenido en ácidos grasos insaturados, determina que este cereal (como también sucede con la avena) una vez molido no se conserve mucho tiempo, es decir, que se aconseja su consumo inmediato.

Al horno
Las elaboraciones no demasiado complicadas como tortillas a la sartén o al horno y suflés, pueden conseguirse con harina pura de amaranto. Si queremos obtener algo más parecido a panes o panecillos habrá que mezclarla a partes iguales con una harina convencional que haga de «cemen-

to». Y, puesto que nos referimos a una dieta para personas del grupo A, esa parte de harina necesaria para que «suba» la masa debería ser de espelta o de centeno, pero nunca de trigo. En el caso de los panecillos, mejora el sabor y resulta más esponjoso el producto añadiendo a la masa granos de amaranto inflados. Y, si se agregan granos de lo mismo ligeramente germinados, incluso lo habremos enriquecido de propiedades biológicas.

Cocción

Se trituran los granos hasta obtener una especie de sémola (en la modalidad de grano simplemente quebrantado) y se echan en un volumen triple de agua. Se llevan a ebullición y en seguida se reduce para continuar a fuego lento. Durante la cocción, se sazona en abundancia. El amaranto absorbe bien toda clase de aromas, lo cual permite obtener matices culinarios muy variados.

A los cinco minutos, el granulado estará en su punto idóneo para servir de base a todo tipo de suflés, cremas y tortitas dulces.

Inflado

Inflado, el amaranto mejora el müesli, esponja las masas para el horno y también puede consumirse, tal cual, preparándolo como haríamos con las palomitas de maíz.

Poner al fuego bastante rato una olla tapada, sin engrasarla. Levantar la tapa, echar una cucharada de granos de amaranto y volver a taparla.

Inmediatamente retirar la olla del fuego y agitarla de un lado a otro. Si los granos se abren al instante es que hemos acertado con la temperatura. Si se pegan en el fondo del recipiente, es que está demasiado caliente. Posiblemente se necesiten más intentos hasta dar con la temperatura óptima.

Al cabo de unos 20 segundos todos los granos deben haberse abierto y de este modo quedan listos para servirlos inmediatamente.

Puede repetirse esta operación cuantas veces haga falta, cuando se necesite mayor cantidad de palomitas. Es mejor así que echando toda la cantidad de una sola vez en la olla.

El cáncer y los sujetos de grupo sanguíneo A

Las personas que tienen el grupo A se caracterizan por el vigor excepcional de su sistema inmunitario, sobre todo frente a las infecciones típicas de la convivencia en núcleos habitados con gran densidad de población. Por ejemplo, las epidemias de gripe. Lo cual no es de extrañar, ya que el grupo A proviene de la época en que los humanos empezaron a constituir lugares, villas y ciudades.

La contrapartida es una mayor propensión a padecer determinados tipos de cáncer, sobre todo los de estómago y mama. Al diseñar un régimen, esta circunstancia se tendrá en cuenta por lo que se refiere al aporte de antioxidantes. Es fácil, ya que se establece para los sujetos del tipo A la idoneidad de una alimentación primariamente vegetal, y ésta contiene muchas sustancias inhibidoras eficaces.

Por otra parte, las personas del grupo A son también muy sensibles al estrés. De donde resulta un mayor riesgo de sufrir los trastornos derivados del mismo, como las neuralgias, las neurodermitis o el asma. De ahí que se les recomiende una alimentación capaz de frenar, al menos en parte, los efectos fisiológicos negativos del estrés.

El té verde, anticanceroso idóneo para el grupo A

Desde su mismo origen nos llega acompañado de numerosas leyendas. En China cuentan que fue descubierto hace 4700 años por un médico y herbolario. Habiéndose tragado por error una planta venenosa y presa, del pánico, se le ocurrió mascar las hojas aromáticas de un arbusto cercano. Eso fue lo que le salvó. Era el té, y el médico salvado de la intoxicación quedó tan entusiasmado que a partir de entonces se lo recetó a sus pacientes.

En una leyenda japonesa hallamos una versión diferente: érase un monje que deseaba emplear toda la noche en sus meditaciones, pero no conseguía vencer el sueño. Los párpados le pesaban y se le cerraban hasta que un día, furioso, se los arrancó y los arrojó a tierra. Y del lugar donde cayeron nacieron dos arbolillos del té. El monje probó las hojas y descubrió que le conferían fuerzas y buen humor.

Ha pasado mucho tiempo desde entonces, pero el té verde mantiene buena parte de su prestigio legendario. La ceremonia de su preparación reviste un carácter místico y expresa una filosofía ancestral. En cuanto a sus ventajas para la salud, también se cuentan muchas cosas, en parte fantásticas. Ahí se impone un sano escepticismo, pero no tanto que pasemos por alto las indicaciones reales del té verde, que están científicamente demostradas. O mejor dicho, se han descubierto cientos de ellas. Conclusión: que al igual que otros alimentos y hierbas, el té verde no cura todas las enfermedades ni el envejecimiento. Pero es la planta que tiene más efectos positivos para la salud. Y desde el punto de vista del sabor también tiene muchas cosas que decir.

A las personas del grupo A les interesa, sobre todo, su virtud preventiva contra el cáncer. La investigación ha demostrado que este efecto lo sustentan varios mecanismos diferentes. Por una parte, el té verde captura los radicales libres, con lo que evita mutaciones genéticas indeseables en las células del organismo que son una de las causas de la formación de tumores.

En segundo lugar, el té verde inhibe la acción de ciertas enzimas que algunas células cancerosas filibusteras utilizan como llave con el fin de invadir las células sanas del cuerpo.

Otro estudio ha revelado que el té verde nos defiende de la acción de los rayos ultravioletas solares. En efecto, inhibe las inflamaciones de la piel causadas por estos rayos, por ejemplo en las insolaciones. De tal manera que disminuye hasta en un 70 u 80 % la incidencia de tumores epiteliales. De cara a esta finalidad, da lo mismo beber el té que aplicarse sobre la piel una pomada que lo contenga. Vale la pena observar que la acción del té verde descafeinado es algo más débil que la del té verde normal en este aspecto; la explicación todavía no se conoce con exactitud, pero apunta en el sentido de que los beneficios de la planta se deben a ésta en su totalidad, por el equilibrio o la complementariedad de sus principios activos.

La apoptosis es una de las claves que explican el efecto anticancerígeno del té verde; este término se refiere a la «muerte programada de las células», es decir, a la repentina desaparición de éstas, prácticamente sin dejar rastro, cuando alcanzan un estado de decrepitud que podría hacerlas peligrosas para nuestro sistema inmunitario. Pues bien, un equipo de la Case Western Reserve University de Cleveland (Ohio) ha descubierto que el té verde acelera la apoptosis de las células anómalas en la piel, el sistema linfático y la próstata.

78

Otro detalle de importancia para las personas del grupo A es la eficacia del té verde como paliativo del estrés. Esta propiedad no se basa tanto en las sustancias activas de su contenido como en las peculiaridades de su preparación y su sabor. Para disfrutar, de verdad, al té verde, hay que dedicarle cierto tiempo. No es que vayamos a oficiar cuatro horas de ceremonia del té como los orientales, pero sí van a ser algunos minutos y esa pausa en el ajetreo cotidiano tiene un valor incalculable para contrarrestar el estrés de la vida moderna.

Para la preparación del té verde tenemos varias posibilidades, algunas de las cuales se describirán en el recetario del grupo A, que viene a continuación. Lo fundamental es adquirir té verde procedente de cultivos controlados o, mejor aún, que lleve el marchamo oficial de cultivo ecológico porque en los últimos años recayeron precisamente sobre el té verde algunas acusaciones, en el sentido de un empleo excesivo de pesticidas.

En cambio, los productos que ostentan los avales oficiales de cultivo controlado o ecológico pueden consumirse sin problemas, como han demostrado varios «bancos de prueba» patrocinados por las organizaciones de protección del consumidor, entre ellas la alemana Stiftung Warentest.

Grupo A: lo que engorda

Las carnes
Las personas del grupo sanguíneo A tienen mucha dificultad para asimilar la carne, que suelen transformar en depósitos de grasa. Sólo se toleran las de aves de corral y en cantidades moderadas.

79

Los lácteos

Excitan la secreción de insulina, otro mecanismo que favorece la acumulación de reservas energéticas en forma de grasas. De ello parecen exceptuarse únicamente los derivados fermentados de la leche, en especial el kéfir.

El trigo

Los individuos del grupo A deberían reducir notablemente su consumo de estas harinas y sus elaborados, pero no es necesario que los supriman del todo.

Grupo A: lo que adelgaza

El aceite de oliva y de lino

Estimulan la digestión y aportan ácidos grasos esenciales para el organismo que además reducen el nivel de colesterol.

El amaranto

Produce una gran sensación de plenitud. Por su elevado contenido en minerales y proteínas reemplaza de manera ideal los productos cárnicos y lácteos.

La piña americana

Contiene un enzima, la bromelina, que potencia el metabolismo y además reduce el apetito.

El noni

Fruta (*morinda citrifolia*) que contiene la misma sustancia activa que la ananás o piña americana en grandes cantidades. Es oriunda de Polinesia, donde la consumían los nativos para matar el hambre durante las épocas de escasez. Además, despeja la mente (y eso que no contiene cafeína).

Muy popular en los Estados Unidos, no ha tenido una introducción demasiado triunfal en nuestros mercados europeos. El canal principal de adquisición para el noni en forma de zumo sigue siendo por ahora Internet, con la consiguiente falta de garantía en cuanto al origen del producto. No obstante, véase por ejemplo www.noni-fruit.com o www.mundononi.com. Algunas farmacias lo han incluido en sus secciones de parafarmacéuticos presentándolo como extracto «premium» en polvo.

Lo fundamental es tomar el zumo o el extracto en ayunas, es decir, por la mañana, antes de ingerir ningún otro alimento, para asegurar el rápido tránsito del enzima a través del estómago y su absorción intestinal.

👌 Alimentos importantes para el grupo A

Pescado
- Perca
- Lucio
- Bacalao
- Carpa
- Salmón
- Caballa
- Trucha
- Sardina
- Rape

Cereales, harinas y pastas
- Amaranto
- Harina de amaranto
- Fideos de trigo sarraceno
- Pan esenio

- Harina de avena
- Harina de arroz
- Galletas de arroz
- Pan de germen de trigo

Hortalizas, frutos secos y semillas
- Alcachofas
- Brécol
- Berro
- Achicoria
- Endibias
- Cacahuetes
- Judías verdes
- Berzas
- Ajo

81

- Colinabo
- Pipas de calabaza
- Semillas de lino
- Acelgas
- Rábanos picantes
- Zanahorias
- Judías pintas
- Puerros
- Espinacas
- Tempeh
- Tofu
- Nueces
- Cebollas

Frutas y zumos
- Piña y zumo de piña
- Albaricoque y zumo de albaricoque
- Zarzamoras
- Fresas
- Higos
- Pomelos
- Frambuesas
- Zumo de cerezas

- Ciruelas y zumo de ciruelas
- Ciruelas pasas
- Arándanos
- Uvas pasas
- Limón y zumo de limón

Leche y sucedáneos lácteos
- Kéfir
- Queso de soja
- Leche de soja

Cereales
- Amaranto
- Alforfón, trigo sarraceno

Bebidas
- Té verde
- Vino tinto

Especias
- Jengibre
- Ajo
- Melisa
- Mostaza
- Salsa de soja

🖓 Alimentos conflictivos para el grupo A

Carnes
- Pato, ganso
- Carnero
- Casquería, menudillos
- Cordero

- Buey
- Cerdo
- Jamón
- Tocino
- Caza

Pescado
- Anguila
- Anchoas
- Ostras
- Lenguado
- Mero
- Arenque
- Caviar
- Cangrejo
- Ahumados
y salazones fuertes

Harinas, pastas y elaborados
- Pan de harinas mixtas
- Copos de
harinas mixtas
- Pan negro de centeno
- Pan de trigo integral
- Copos de trigo
- Sémola de trigo
- Harina de trigo
- Harina de trigo integral

**Hortalizas, frutos secos
y semillas**
- Berenjenas
- Champiñones
- Pimientos picantes,
pimentón
- Col china
- Patatas
- Garbanzos
- Alubias, habichuelas
- Habas

- Nueces brasileñas
- Pistachos
- Col lombarda
- Setas japonesas
Shiitake
- Tomates
- Col blanca

Frutas y zumos
- Plátanos
- Melón cantalupo
- Coco
- Mandarinas
- Mangos
- Naranjas y zumo
de naranja
- Papayas y zumo
de papaya
- Ruibarbo

Lácteos
- Mantequilla
- Crema de leche
- Queso de vaca
- Helados
- Leche entera

Cereales
- Copos de
harinas mixtas
- Trigo en grano

Bebidas
- Cerveza
- Refrescos de cola
- Limonada

83

LA DIETA DEL GRUPO SANGUÍNEO

- Té negro
- Zumo de tomate

Especias
- Pimienta de cayena
- Alcaparras
- Pimientas negra
  y blanca

Varios
- Vinagre
- Mayonesa
- Ketchup de tomate
- Salsa Worcester

Recetario para el grupo A

Recetas sabrosas para todas las ocasiones

El té verde, bebida ideal del grupo   B AB

Su importancia :
No ha sido sino en época relativamente reciente que se ha logrado la demostración científica de muchas de las cualidades terapéuticas y preventivas que la tradición venía atribuyéndole. Llama la atención sobre todo (y es de principal importancia para las personas del grupo sanguíneo A) su propiedad de inhibir las células cancerosas. Además, reduce la tensión y el nivel de azúcar en sangre. Y no olvidemos que su sabor acompaña y enriquece nuestras creaciones gastronómicas.

Preparación sin tetera
La preparación directamente en la taza nos va a ahorrar trabajo y tiempo. Las ventajas medicinales del té verde las aprovecharemos igualmente, aunque suponga prescindir del efecto sedante que ejerce la ceremonia tradicional.
Llevamos a ebullición 150 ml de agua en recipiente tapado y luego dejamos que descanse cinco minutos. Echamos una cucharilla rasa de té verde en la taza y luego el agua. A los dos o tres minutos se puede consumir el té directamente porque las hojas habrán quedado en el fondo, que no

debe removerse. En estas condiciones las mismas hojas todavía admitirán dos infusiones más sin que sea necesario siquiera recalentar el agua.

La preparación clásica con tetera
Implica un disfrute perfecto y la extracción óptima de principios activos. Llenar con agua caliente la tetera y las tazas para ponerlas a temperatura. Seguidamente dar un breve hervor al agua del té y esperar de cinco a diez minutos.

Vaciar la tetera y echar el té verde a razón de una cucharilla rasa por taza, o si éstas van a ser más de cinco, una cucharilla rasa de té por taza más otra «para la tetera» como suele decirse. Por último echar el agua caliente.

Se dejará reposar durante un tiempo que depende de la aplicación. Dos o tres minutos dan un té muy estimulante, pero de aroma flojo. De tres a ocho minutos domina el aroma y el efecto estimulante es menos notable aunque más prolongado.

Vaciar las tazas precalentadas y servir el té. Si son tazas sin asa, llenar sólo tres cuartos para poder tomarlas por el borde superior sin abrasarnos los dedos.

El té remanente en la tetera puede servir aún para una segunda y una tercera infusión; éstas, como las hojas se habrán esponjado con la primera, no necesitan más de uno a dos minutos de reposo después de echar el agua caliente.

Si se quiere que predomine el efecto sedante:
Precalentar la tetera y las tazas como para el método clásico. También se hierve el agua y se deja unos momentos (la dosificación sigue siendo la misma). Dejar que la primera infusión repose un minuto y descartarla inmediatamente.

Hacer una segunda infusión de tres minutos y servir. En estas condiciones el té contiene menos cafeína, pero más taninos, que se combinan con la cafeína reduciendo sus efectos, y además el estómago tolera mejor la bebida. Este método llamado «lavar el té» es el más practicado en China.

Si se quiere que predomine el efecto estimulante:
Precalentar la tetera y las tazas como en el método clásico y dar también un breve hervor al agua para el té. Pero luego, dejar enfriar hasta unos 60° C, para lo cual necesitará unos 15 minutos poco más o menos. La dosificación también varía y se calcula en una cucharilla bien colmada de té por taza. La primera infusión reposará de 60 a 90 segundos y se beberá el té inmediatamente. Si se deja más tiempo el sabor recordará, como dicen los japoneses, «el resabio de un buen consejo».

Nota particular:
El té verde admite varias infusiones sucesivas, hasta cuatro si el producto es de calidad. En cada toma se reduce considerablemente la proporción de cafeína; por eso, la tercera o cuarta infusión de té verde es la más aconsejable para antes de acostarnos porque no desvela.

Brécol en adobo   →0 →B →AB
(para 4 comensales)

Importancia para el grupo A:
   El brécol es uno de los grandes descubrimientos vegetarianos de los últimos años. Gran cazador de radicales libres, contiene numerosas vitaminas y además flavonoides, carotenoides y otros muchos principios vegetales beneficiosos por su acción preventiva contra el cáncer. Además, lo asimilan muy bien las personas del grupo A.

87

Ingredientes:
1 kg de brécol
250 ml de vino blanco
3 cucharadas de zumo de limón
2 dientes de ajo
3 cucharadas de aceite de oliva
Sal
Pimentón dulce

Preparación:
Limpiar el brécol y dividirlo en rosetas. Pelar el tronco y cortarlo a rodajas. En una cazuela, echar el vino, el zumo de limón y los dientes de ajo chafados. Llevar todo a ebullición y luego reducir el fuego y dejarlo 10 minutos en reposo. Añadir el brécol y tapar el recipiente para dar 15 a 20 minutos de cocción a fuego lento.

Sacar el brécol y dar un breve hervor fuerte al caldo, que se sazonará al gusto con pimentón, sal y aceite. Se sirve remojando con el caldo el brécol sin esperar a que se enfríe.

Arroz con guiso de verduras
(para 2 comensales)

Importancia para el grupo A:
En esta receta se hallan además del arroz, neutro en cuanto a sus efectos, dos especies de hortalizas, la zanahoria y el colinabo, especialmente indicadas para las personas de este grupo sanguíneo.

Ingredientes:
2 tazas de arroz (aprox. 200 ml c.u.)
200 g de colinabo

88

200 g de zanahoria
1 cebolla
50 g de guisantes tiernos
4 cucharadas de aceite de oliva
200 g de yogur
Sal
Pimentón dulce
Nuez moscada rallada
Medio manojo de hojas de perifollo

Preparación:
Tostar ligeramente el arroz en una cazuela con 2 cucharadas de aceite de oliva muy caliente. En seguida añadir 4 tazas de agua. Dar cocción a fuego medio hasta que el arroz haya absorbido el agua por completo.

Saltear en una sartén la cebolla picada con el resto del aceite. Previamente se habrá lavado el colinabo y la zanahoria, que escurridos y cortados a dados se añadirán a la cebolla junto con los guisantes tiernos. A continuación, agregar los 200 g de yogur y rehogar durante 12 minutos. Sazonar con sal, pimentón y nuez moscada al gusto. Finalmente picar las hojas de perifollo y mezclarlas en la sartén.

Se sirve con el arroz como acompañamiento.

Chutney de mango y menta, $\boxed{0}$ $\boxed{B}$ $\boxed{AB}$ condimento y digestivo para los platos de ave
(para 2 personas)

Importancia para el grupo A:

El ingrediente básico de este condimento es el jengibre. Además de favorecer el proceso digestivo en los sujetos de grupos sanguíneo A, tiene propiedades anticoagulantes com-

89

parables a las de la aspirina, sólo que sin los efectos secundarios adversos. Además, esta receta se recomienda como preventivo del mareo de los viajeros.

Ingredientes:
150 g de menta fresca
Media cebolla
1 cucharada de jengibre al natural, rallado
2 cucharadas de zumo de limón
3 cucharadas de agua
Sal
Azúcar

Preparación:
Pelar la media cebolla y cortarla a dados pequeños. Pasar todos los ingredientes a la batidora hasta obtener una pasta fina y sazonar con sal y azúcar al gusto.

Nota particular:
Las carnes de ave son de las pocas que toleran bien las personas del grupo A, siempre y cuando no aparezcan en la minuta con demasiada frecuencia. Dicha compatibilidad mejora si se le añaden condimentos aromáticos como este *chutney* de jengibre y menta.

Ensalada de espárragos y tofu, entre Europa y el Japón

| 0 | AB |

(para 4 comensales)

Importancia para el grupo A:
  En su presentación como queso de soja, el tofu se recomienda especialmente a las personas de este grupo que lo

asimilan muy bien. Es bajo en grasas y colesterol, rico en proteínas de gran valor biológico y contiene grandes cantidades de vitamina B. De ahí que reemplace idealmente a las carnes para las personas del tipo A.

Ingredientes:
250 g de tofu
2 cebollas de primavera
30 g de berro
20 g de jengibre al natural
400 g de espárragos
1 cucharada de salsa de soja
Para el aliño:
4 cucharadas de salsa de soja
4 cucharadas de zumo de limón
La cáscara de medio limón, rallada
3 cucharillas de azúcar
5 cucharadas de aceite de oliva

Preparación:
Pelar los espárragos y dividirlos en trozos de 5 cm mediante cortes en diagonal. Llevar a ebullición el agua con una cucharada de salsa de soja y dar 5 minutos de cocción a los espárragos (las puntas sólo 3 minutos).

Mezclar los ingredientes del aliño removiéndolos bien.

Escurrir el tofu y cortarlo a dados. Agregarle los espárragos y el aliño y mezclar todo con cuidado. Pelar las cebollas, lavarlas y añadirlas cortadas a daditos. Lavar el berro, escurrirlo, cortarlo a tiras y añadirlo a la mezcla anterior. Previamente se habrá pelado y rallado el jengibre, que se añade ahora.

Nota particular:
Para conservar fresco el tofu una vez abierto el paquete, se guarda en un recipiente que permita cubrirlo enteramente con agua fría, cambiando ésta a diario. A ser posible, en el frigorífico. Antes de utilizarlo se lava con más agua.

Sardinas a las finas hierbas, ⟶0 ⟶B ⟶AB
el plato de pescado para el grupo A
(para 4 personas)

Importancia para el grupo A:
La sardina sienta bien a las personas del grupo A, a quienes además se recomienda el consumo de pescado, como fuente de proteínas, varias veces por semana.

Ingredientes:
16 sardinas preparadas para cocinar
1 limón al natural
1 ramillete de orégano fresco o 2 cucharillas
de orégano seco
1 ramillete de perejil
4 dientes de ajo
6 cucharadas de aceite de soja
Pimentón dulce

Preparación:
Lavar el pescado bajo el chorro del grifo y secar con papel absorbente de cocina.
Lavar el limón y quitarle la cáscara rallándola finamente. Cortar la pulpa restante a rodajas delgadas y éstas, a su vez, cortarlas por la mitad. Lavar el orégano y el perejil, escurrirlos y picar, quitando lo grueso de los tallos. Pelar y pi-

car los dientes de ajo. Mezclar en el aceite, removiendo, la piel de limón, las hierbas y el ajo y sazonar todo con pimentón al gusto. Embadurnar las sardinas con este aceite, por dentro y por fuera. Rellenarlas con las medias rodajas de limón y pasarlas a una bandeja de aluminio para el horno. Hacerlas a la brasa o freírlas por los dos lados. Estarán a punto en unos 8 minutos.

Se acompaña con pan de amaranto o pan esenio.

Pan de amaranto con espelta ⬜ 0

Importancia para el grupo A:

Como queda dicho, las personas de este grupo no deben consumir muchos elaborados de trigo y, además, deben reducir el consumo de proteínas cárnicas. Tales limitaciones conllevan, como es obvio, la necesaria aportación de nutrientes esenciales. Lo compensamos con este pan de amaranto, ya que los granos de esta planta sudamericana tienen abundante contenido en proteínas, minerales y vitaminas B, son panificables, y de esta forma pueden consumirse a diario.

Ingredientes:

100 g de amaranto en grano quebrantado
350 ml de agua
150 g de harina fina de amaranto
350 g de harina fina de espelta
1 cubito de levadura (42 g)
1 cucharada de miel
300 g de leche de soja
1 cucharilla de sal yodada
2 cucharadas de aceite de lino o colza

Preparación:
Llevar a ebullición el agua con el granulado de amaranto dentro de ella. Dar 20 minutos más de cocción a fuego lento y 10 minutos más con la llama al mínimo para que se hinche el grano.

En una cacerola ancha, echar las harinas de espelta y amaranto y, con los dedos, formar un hueco en el centro. Calentar la leche de soja, mezclarla con la levadura y la miel, removiendo, y echar todo en el hueco. Tapar con un paño, dejar que repose en lugar caliente y esperar unos 20 minutos, durante los cuales la masa habrá doblado el volumen.

Añadir el granulado de amaranto hinchado, aceite y sal y amasar hasta obtener una pasta llana. Taparla y dejarla en reposo media hora. A continuación, pasar la masa a un molde cuadrado, engrasado previamente, y que repose otros 20 minutos. Remojar la superficie con agua y practicarle un profundo corte por la mitad. Mientras tanto se habrá precalentado el horno a 200°C. Se introduce el molde con la masa y se hierve 25 minutos. Si se coloca en el fondo del horno una bandeja con agua, será más fácil sacar el pan.

Refresco vegetal: | 0 | B | AB |
zumo de zanahoria con cebolleta
(para 2 personas)

Importancia para el grupo A:
La zanahoria es muy conveniente para las personas de este grupo. Sus carotenos protegen la mucosa gástrica.

Ingredientes:
1 kg de zanahorias
1 punta de jengibre en polvo

1 o 2 cucharillas de zumo de limón
Medio manojo de cebolletas
Sal

Preparación:
Pelar las zanahorias frescas, trocearlas y pasarlas a la licuadora. Verter el zumo en una jarra y sazonarlo con jengibre, sal y zumo de limón al gusto. Lavar las cebolletas, cortar los tallos a rodajas delgadas y mezclarlos, a la vez que se remueve, finalmente con la bebida.

Refresco frutal: | 0 | B | AB |
el poder del mosto
(para 2 personas)

Importancia para el grupo A:
Los zumos de uva y pomelo convienen a estas personas, pues los asimilan muy bien y suponen un aporte de muchas sustancias bioactivas y anticancerígenas.

Ingredientes:
200 ml de zumo de uva blanca
200 ml de zumo de uva negra
100 ml de zumo de pomelo

Preparación:
Mezclar los zumos en la batidora y servir en vasos.

Ensalada de zanahoria y mungo | 0 |
(para 4 personas)

Importancia para el grupo A:

95

Las zanahorias contienen carotenos, de eficacia reconstituyente para la delicada mucosa gástrica de los individuos de este grupo. Los brotes de mungo contribuyen a dar sensación de plenitud.

Ingredientes:
4 colinabos pequeños
2 zanahorias pequeñas
200 g de brotes de mungo
2 yemas de huevo
Sal y media cucharilla de mostaza no picante
El zumo de 1 limón
6 cucharadas de aceite de oliva

Preparación:
Pelar los colinabos y las zanahorias y rallar por la parte más gruesa del rallador. Lavar los brotes de mungo y mezclarlos con las hortalizas.

Batir las dos yemas de huevo con la mostaza, el zumo de limón y un poco de sal hasta obtener una crema. Sin dejar de batir vamos añadiendo el aceite en un chorrito muy fino. Este aliño se vierte sobre la ensalada y luego se remueve todo a fondo, dejándolo todavía unos 30 minutos en reposo antes de servir.

Ensalada de soja y zanahoria
(para 4 comensales)

`0` `AB`

Importancia para el grupo A:
Buena asimilación de los brotes de soja y de la zanahoria por parte de las personas de este tipo. La presencia de carotenos en la zanahoria, protege los estómagos delicados.

Ingredientes:
150 g de brotes frescos de soja
200 g de zanahorias
1 manojo de cebolletas
10 g de jengibre fresco
3 cucharadas de salsa de soja
2 cucharadas de zumo de limón
3 cucharadas de aceite de oliva
Sal

Preparación:
Lavar los brotes de soja en un colador bajo el chorro del grifo y escurrirlos. Pelar las zanahorias, lavarlas y rallarlas por la parte más gruesa del rallador.

Lavar las cebolletas bajo el grifo y cortar los tallos a rodajas. Pelar el jengibre, picarlo fino y mezclarlo con la salsa de soja, el zumo de limón, el aceite y la sal. Batir enérgicamente con la batidora de mano.

A este aliño le agregamos los brotes de soja, la zanahoria y las rodajas de cebolleta y lo removemos para mezclarlo todo bien.

Pelotillas de salmón como entrante

| 0 | B | AB |

(para 2 personas)

Importancia para el grupo A:

El salmón figura entre los pescados que convienen a los individuos de este grupo sanguíneo porque les aporta valiosas proteínas y ácidos grasos. Como especia fuerte se eligió deliberadamente el jengibre, muy recomendable para estas personas.

97

Ingredientes:
250 g de filete de salmón fresco
1 cebolla de primavera
1 ramillete de eneldo
1 ramillete de perejil
Zumo de limón
Sal

Preparación:
Cortar los filetes de salmón en daditos. Picar también la cebolla, el eneldo y el perejil y mezclarlos con el salmón. Sazonar con sal, jengibre y zumo de limón y formar finalmente dos pelotas de picadillo para servir.

Filete de pollo con hortalizas $\boxed{0}$
(Para 2 comensales)

Importancia para el grupo A:
A diferencia de casi todas las demás carnes, la de pollo es bien tolerada por las personas con grupo sanguíneo A.

Ingredientes:
250 g de filete de pollo
200 g de zanahorias
150 g de apio
1 cucharada de corteza de limón rallada
2 dientes de ajo
150 ml de caldo de carne
2 cucharadas de aceite de lino o de colza
2 cucharillas de perejil picado
1 cucharilla de curry
Sal

Preparación:
Cortar la carne en lonchas finas transversales a la fibra y sazonar con la sal y la corteza de limón. Sofreír en aceite muy caliente, sin dejar de remover, y espolvorear con curry. Se retira la carne de la sartén y se cubre para que no se enfríe. Lavar las hortalizas, pelarlas y picarlas. Sofreírlas en el aceite sobrante, pelar los dos dientes de ajo y chafarlos en el mismo aceite. Añadir el caldo y las hortalizas y tapar la sartén para rehogarlo hasta que esté a punto. Meter la carne y espolvorear la mezcla. Acompañar con una guarnición de arroz.

Sopa de zanahoria al curry
`0`
(para 2 comensales)

Importancia para el grupo A:
Le sientan muy bien las zanahorias y, de los derivados lácteos, generalmente proscritos, el yogur es una excepción, considerándose neutral en cuanto a sus efectos.

Ingredientes:
300 g de zanahorias
1 cebolla pequeña
2 cucharadas de aceite de oliva
1 cucharilla de curry
400 ml de caldo vegetal
1 cucharada de semillas de sésamo
Sal
100 g de yogur

Preparación:
Pelar las zanahorias y cortarlas a dados pequeños. Pelar las cebollas y picarlas también a dados.

99

Calentar el aceite en la cazuela y saltear la zanahoria y la cebolla. Mezclar el curry en polvo, removiendo, y cuando las hortalizas estén un poco echas, echar el caldo, tapar y hervir 15 minutos a fuego medio.

Mientras tanto se tuestan en una sartén sin aceite las semillas de sésamo, hasta que tomen un color dorado.

Chafar las hortalizas sin sacarlas del caldo, sazonarlas con sal, agregar el yogur removiendo la mezcla y, por último, espolvorear todo con las semillas de sésamo.

La dieta de 7 días para el grupo A

Ingredientes que utiliza
(para 1 persona)

Cereales y sus elaborados
- 5 rebanadas de pan esenio
- 6 rebanadas de pan de amaranto
- Galletas crujientes de centeno
- 200 g de arroz basmati o arroz natural
- 4 cucharadas de sémola de harina de espelta
- 100 g de cebada molida (grano quebrantado)
- 150 g de copos de avena

Hortalizas, frutos secos y semillas
- 150 g de endibias
- 250 g de acelgas
- 350 g de espinacas
- 4 dientes de ajo
- 8 rábanos rojos
- 200 g de zanahoria
- 50 g de judías verdes ultracongeladas

- 125 g de brécol
- 50 g de brotes de mungo
- 2 colinabos
- 3 cebollas
- 4 cebollas de primavera
- 1 pepino para ensalada
- Hojas de apio
- 250 g de apio
- 1 ramillete de perejil
- 1 ramillete de eneldo
- 1 manojo de cebollinos
- Jengibre al natural (tubérculo)
- 40 g de nueces
- 40 g de avellanas trituradas
- 2 cucharadas de piñones
- 1 cucharilla de semillas de calabaza
- 20 g de semillas de sésamo

Fruta al natural o pasa, y zumos
- 1 Manzana
- 2 cucharadas de pasas de Corinto
- 2 albaricoques secos
- 3 limones al natural
- 250 g de zumo de cerezas
- 50 ml de zumo de manzana

Pescados
- 100 g de filete de bacalao

Lácteos
- 350 g de kéfir
- 100 g de yogur

- 300 g de yogur de frutas (piña, ciruela o cereza)
- 4 porciones de queso de oveja o ricota
- 4 porciones de queso de cabra o mozzarella

Bebidas
- Té verde
- Café (admisible)
- Vino tinto

Especias y hierbas aromáticas
- Azúcar o edulcorante
- Sal
- Pimentón dulce
- Albahaca
- Perifollo
- Orégano
- Mejorana
- Nuez moscada
- Rábano picante
- Jengibre en polvo
- Melisa
- Canela
- Caldo vegetal
- Caldo de pollo

Varios
- Aceite de oliva
- Aceite de nueces
- Aceite de lino o de colza
- 375 g de tofu
- Mostaza
- Vino de arroz o vino blanco

RECETARIO PARA EL GRUPO A

- Salsa de soja
- Miel

Si no se sigue el régimen estricto, se puede añadir pan y arroz corriente.

LUNES

Desayuno: papilla de espelta con zumo de cerezas y jengibre
(para 1 persona)

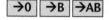

Ingredientes:
250 ml de zumo de cereza
4 cucharadas de sémola de espelta
unas 12 pasas de Corinto
1 cucharilla rasa de jengibre en polvo
1 punta de canela en polvo

Preparación:
Calentar en una cazuela la sémola de espelta y las pasas, removiendo la mezcla constantemente. Agregar el jengibre, la canela y el zumo de cerezas. Llevar a breve hervor y luego dejar la papilla 5 minutos a fuego lento.
Se acompaña con 1 o 2 tazas de café o, mejor, té verde.

Tentempié: kéfir a las finas hierbas
(para 2 personas)

Ingredientes:
2 cucharadas de berro picado
2 cucharillas de perejil picado

103

2 cucharillas de eneldo picado
1 diente de ajo chafado
1 cucharilla de rábano picante rallado
1 cucharada de zumo de limón
500 g de kéfir
Sal y pimentón dulce

Mezclar los ingredientes y sazonar con sal y pimentón.

Comida: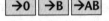
ensalada de endibias con nueces
(para 2 personas)

Ingredientes:
250 a 300 g de endibias
30 g de pulpa de nuez quebrantada
Media cebolla
1 diente de ajo
1 cucharada de zumo de limón
2 cucharada de aceite de nueces
Sal
Pimentón dulce
Orégano

Preparación:
Para el aliño de la ensalada, pelar la cebolla y picarla muy fina. Mezclar el zumo de limón y el aceite, removiéndolo. Pelar el ajo y chafarlo dentro de la mezcla; acto seguido agregar la cebolla. Sazonar con sal, pimentón y orégano.

Quitar las hojas verdes de las endibias, separar el resto, lavarlas a fondo y escurrirlas. Romperlas en trocitos y echarlas en el aliño.

Mezclar todo a fondo, repartir el producto en dos tazones y echar el granulado de nuez.
Se acompaña con 1 o 2 tazas de té verde.

Cena
(para 1 persona)

2 rebanadas de pan de amaranto, o 3 rebanadas de pan esenio, untadas con queso de oveja o ricota de régimen (bajo en grasas) y aromatizadas con ajo, albahaca o perifollo. Se acompaña con algunos rábanos. Bebida: 1 o 2 vasos de vino tinto.

MARTES

Desayuno: puré de nueces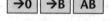
(para 2 comensales)

Ingredientes:
20 nueces
unos 100 g de yogur
2 cucharadas de aceite de oliva
una pulgarada de canela en polvo
un poco de sal yodada

Preparación:
Pasar todos los ingredientes por la batidora hasta obtener un puré no excesivamente fino, añadiendo el aceite al final. Se acompaña con 1 o 2 tazas de café o de té verde.

Comida: albondiguillas de cebada
(para 2 personas)

Ingredientes:
200 g de cebada triturada
400 ml de caldo de verduras
1 cebolla
1 diente de ajo
50 g de avellanas, tostadas y trituradas
Mejorana
Cebolletas
Hojas de apio
Nuez moscada

Preparación:
Picar la cebolla y hervirla en el caldo vegetal. Echar poco a poco la cebada molida. A continuación, se añadir las especias, remover bien la mezcla y se dejar en reposo algunos minutos. Formar las albóndigas con la masa y freírlas en aceite de oliva.

Se acompaña con 1 o 2 tazas de té verde.

Cena: tofu con salsa de soja   `0` `AB`
(para 2 personas)

Ingredientes:
250 g de tofu
2 cebollas de primavera
10 g de jengibre fresco
2 cucharadas de aceite de nueces
Azúcar
1 cucharada de salsa de soja
2 cucharillas de vino de arroz o vino blanco

Preparación:
Cortar el tofu en porciones de unos 3 cm. Pelar las cebollas de primavera, lavarlas y cortarlas en aros delgados separando lo verde y lo blanco.

Después de pelar el jengibre y picarlo finamente, calentar el aceite en la sartén y saltear los anillos blancos de cebolla y el jengibre hasta que pierdan el color. Sazonar el resultado con un poco de azúcar.

Añadir el tofu dándole vueltas con cuidado mientras se fríe durante 2 minutos. En seguida se agrega la salsa de soja y el vino. Darle otros 2 minutos de hervor, a fuego medio. En el último instante, añadir los aros verdes de cebolla.

Se acompaña con 1 vaso de vino blanco o de arroz.

MIÉRCOLES

Desayuno
(para 1 persona)

2 rebanadas de pan de amaranto o 3 de pan esenio, untadas con queso de cabra o mozzarella (baja en grasas).

Se acompaña con 1 o 2 tazas de café o de té verde.

Comida: cazuela de arroz con verduras
(para 2 personas)

Ingredientes:
50 g de arroz natural
1 zanahoria
1 colinabo
100 g de judías verdes ultracongeladas
250 g de brécol

100 g de brotes de mungo
Sal yodada
850 ml de caldo vegetal

Preparación:
Hervir el arroz en agua con sal hasta que esté al dente. Mientras tanto lavar las hortalizas frescas, limpiarlas y cortarlas. Lavar los brotes. Calentar el caldo hasta que arranque a hervir y echarle las zanahorias y el colinabo. Dar 10 minutos de cocción y añadir el brécol y las judías ultracongeladas para continuar 5 minutos más. Pasar a la cazuela el arroz y los brotes, apagar el fuego y dejar que repose 5 minutos.
Se acompaña con 1 o 2 tazas de té verde.

Merienda: 0 B AB
flip de manzana con té verde
(para 2 personas)

Ingredientes:
2 cucharillas de té verde
Medio litro de agua
1 manzana pequeña
Zumo de limón
100 ml de zumo de manzana filtrado

Preparación:
Llevar el agua a ebullición, retirarla del fuego y echar la mitad sobre las hojas de té. Dejar 90 segundos en infusión y desechar el primer té; echar el resto del agua y dejar en infusión 3 minutos. Esperar a que se enfríe.
Lavar la manzana, despepitarla y cortarla en porciones delgadas. Disponerla en el zumo de manzana y añadir un

poco de zumo de limón. Luego verter el zumo con las porciones de manzana en dos vasos para trago largo; rellenar con el té verde y agregar un par de cubitos de hielo.

Cena: acelgas con pasas   →0 →B →AB
(para 2 comensales)

Ingredientes:
500 g de acelgas
1 diente de ajo
3 cucharadas de aceite de oliva
2 cucharadas de piñones
2 cucharadas de pasas
1 cucharada de zumo de limón
Pimentón dulce
Sal yodada

Preparación:
Lavar y limpiar las acelgas. Recortar las hojas y picarlas, no demasiado, y cortar los tallos a tiras.

En una olla grande, llevar a ebullición una buena cantidad de agua con sal. Echar los tallos de acelga y escaldarlos unos 2 minutos. Añadir las hojas y dar un minuto más de cocción. Por último, pasar las acelgas a un colador, lavarlas bajo el agua fría y escurrirlas.

Pelar el ajo y calentar el aceite en una sartén. Tostar los piñones, y sin dejar de remover, añadir las pasas y chafar el ajo en la sartén. Agregar los trozos de acelgas, sazonar al gusto con zumo de limón, sal y pimentón, cubrir y rehogar unos 5 minutos más.

Se acompaña con un vaso de zumo de piña, de cerezas o de ciruela.

109

JUEVES

Desayuno
(para 1 persona)

Una ración abundante de copos de avena con yogur de frutas (los más idóneos son los de cerezas, piña o ciruela). Se acompaña con 1 o 2 tazas de café o de té verde.

Comida: →0 →B →AB
kéfir con espinacas a las finas hierbas
(para 4 personas)

Ingredientes:
250 g de espinacas frescas
1 diente de ajo
Medio ramillete de perejil
2 tallos de eneldo fresco
1 ramita de melisa
1 tubérculo de apio
400 g de kéfir
Media cucharilla de jengibre
Sal
Pimentón dulce en polvo
Edulcorante

Preparación:
Lavar las espinacas y separar la parte dura. Lavar el tubérculo de apio, pelarlo y cortarlo en trozos pequeños. Lavar las hierbas, secarlas y quitar los tallos más gruesos. Pelar el diente de ajo y chafarlo dentro del kéfir.

Hecho esto, se pasa todo por la batidora para obtener un puré. Se sazona al gusto con sal, pimentón, edulcorante y jengibre.

Una guarnición adecuada para este kéfir puede ser un poco de arroz. Para beber, una taza de té verde.

Cena: tofu en salsa de soja

Es la misma receta del martes.

VIERNES

Desayuno
(para 1 persona)

2 rebanadas de pan de amaranto o 3 de pan esenio, untadas con queso de cabra o mozzarella baja en grasas.

Se acompaña con 1 o 2 tazas de café o de té verde.

Comida:
rollitos de bacalao con verduras
(para 2 personas)

0	B	AB

Ingredientes:
100 g de espinacas en hoja
400 g de filetes de bacalao
1 cucharilla de mostaza
1 cucharilla de zumo de limón
100 g de nata agria
50 ml de vino blanco
1 manojo pequeño de cebolletas
Sal

111

Preparación:

Limpiar las espinacas y lavarlas a fondo. Pasarlas a la cazuela sin escurrirlas demasiado, cubrirlas y hervirlas durante 4 o 5 minutos a fuego medio.

Lavar en agua fría los filetes de pescado, secarlos dándoles toques con papel absorbente, cortarlos en mitades a lo largo y disponerlos sobre una tabla para salarlos y remojarlos con zumo de limón.

Mezclar la mostaza con 2 cucharillas de nata agria, batiendo el resultado. Es un aliño con el que se pintarán las caras superiores de los trozos de pescado; luego ponerles encima las espinacas. Enrollar los filetes fijarlos con palillos para que no se deshagan.

El resto de la nata agria se mezcla con el vino y se lleva a ebullición. Cuando rompa a hervir, se baja el fuego al mínimo, se meten en la cazuela los rollitos de pescado, se tapan y se dejan así 4 o 5 minutos, durante los cuales se aprovecha para lavar las cebolletas y cortarlas a rodajas.

Sazonar la salsa con sal al gusto y añadirle las rodajas de cebolleta. Servir los rollitos en 2 platos con abundante salsa.

Como acompañamiento, poner un poco de arroz o una rebanada de pan esenio. La bebida más idónea puede ser un vaso de vino blanco, o bien 1 o 2 tazas de té verde.

Cena
(para 1 persona)

2 rebanadas de pan de amaranto o 3 de pan esenio untadas con queso de oveja o ricota bajo en grasas y aromatizadas con ajo. albahaca o perifollo. Acompañamos con unos cuantos rábanos y tomamos para beber 1 o 2 vasos de vino tinto.

SÁBADO

Desayuno
(para 1 persona)

Una ración abundante de copos de avena con yogur de frutas (los más idóneos son los de cerezas, piña o ciruela). Se acompaña con 1 o 2 tazas de café o de té verde.

Comida: ensalada de hortalizas con semillas de calabaza
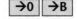
(para 2 personas)

Ingredientes:
1 cucharada de semillas de calabaza
Medio pepino (unos 100 g)
1 colinabo pequeño
100 g zanahorias tiernas
2 rábanos rojos
Media cebolla de primavera
2 cucharadas de zumo de limón
1 cucharilla de miel fluida
Pimentón dulce
Sal yodada
4 cucharadas de aceite de nueces

Preparación:
Se tuestan las semillas de calabaza en una sartén sin aceite hasta que notemos su olor aromático. Se sacan para enfriarlas. Limpiar, lavar y pelar el pepino, el colinabo y las zanahorias, y cortarlos a rodajas finas. Lavar los rábanos y cortarlos también casi picados.

113

LA DIETA DEL GRUPO SANGUÍNEO

Limpiar y lavar la cebolla de primavera y cortarla en anillos delgados blancos y verdes.

Para el adobo, mezclar con el batidor manual el zumo de limón, la miel, la sal y el pimentón, al tiempo se añade el aceite poco a poco.

Untar dos platos soperos, más bien grandes, con una parte de este adobo, y luego disponer en ellos las rodajas de hortalizas. Por último, remojarlas con el resto del adobo y añadir los anillos de cebolla de primavera y las semillas de calabaza.

El plato se sirve acompañándolo con rebanadas de pan de amaranto o de espelta.

Cena: espinacas a la salsa de sésamo   `0`
(para 4 comensales)

Ingredientes:
1 kg de espinacas en hoja
1 cucharada de aceite de lino o de colza
3 cucharadas de salsa de soja
65 g de semillas de sésamo blanco
3 o 4 cucharadas de caldo de pollo
1 punta de jengibre en polvo

Preparación:
Limpiar y lavar las espinacas, quitarles los tallos y cocer 8 minutos con poco agua. Enfriarlas echándoles agua aromatizada con abundante aceite y salsa de soja.

Se tuestan las semillas de sésamo en una sartén seca y, una vez hayan tomado color uniforme, se reserva una cucharada de ellas. El resto pasarlo a la batidora y convertirlo en una pasta espesa, sazonarlo con la salsa de soja y mezclarlo con un caldo o con el agua de hervir las espinacas hasta obtener una crema que se aliña al gusto con jengibre y, si apetece, con pimienta.

Se mezclan las espinacas templadas con la salsa, se disponen en un plato grande y, por último, se espolvorean con el resto de las semillas de sésamo.

Servir con un vaso de vino tinto.

DOMINGO

Desayuno: puré de nueces

Es la receta del martes.

Se acompaña con 1 o 2 tazas de café o té verde.

Mediodía: →0 →B →AB
calderada de apio con albaricoque
(para 4 personas)

Ingredientes:
500 g de apio
50 g albaricoques secos
1 limón al natural
400 ml de caldo vegetal
Pimentón dulce
Sal yodada

Preparación:
Limpiar el apio, lavarlo y cortarlo a trozos de unos 5 cm. Picar parte de las hojas. Cortar los albaricoques a tiras delgadas. Lavar el limón, rallar la piel y exprimirlo. Hervir el caldo vegetal con la cáscara del limón. Bajar el fuego al mínimo

y agregar los trozos de apio y las tiras de albaricoque para que hiervan lentamente de 10 a 15 minutos. Corregir de sal en caso necesario.

Por último escurrir en un colador y emplatar las hortalizas. Remojar las porciones con el zumo del limón y espolvorear con pimentón y hojas de apio picadas.

Cena: tofu con salsa de soja
Es la receta del martes.

El fortachón sensible: grupo B

El pastor bebedor de leche

Las personas del grupo B están dotadas de un grupo sanguíneo desarrollado en las áridas e inhóspitas estribaciones de la cordillera del Himalaya. Esos antepasados eran en su mayoría pastores, por eso el sistema digestivo de sus descendientes todavía recibe bien la carne de cordero y de carnero, así como la leche y sus derivados, el kéfir, el yogur y el queso de cabra.

Tienen un sistema inmunitario de notable robustez, como se observa sobre todo en relación con las enfermedades de las vías respiratorias. En caso de cáncer declarado presentan, como demuestran las estadísticas, la mejor esperanza de supervivencia.

Pero también las personas del grupo B tienen sus puntos débiles particulares. Por lo que parece, son propensas a padecer estados de agotamiento nervioso. Son frecuentes en ellas el síndrome de fatiga crónica y la esclerosis múltiple. Otra peculiaridad constitucional científicamente demostrada es la sensibilidad a las bacterias de la especie *eschenichia coli*.

La razón es que estas bacterias tienen una estructura similar a la de los antígenos del grupo sanguíneo B, lo cual les permite «engañar» a las defensas de estas personas al no ser reconocidas como cuerpos intrusos. Estos microorganismos son los responsables de las diarreas del viajero y de frecuentes infecciones de las vías urinarias. No obstante, ambas tendencias se previenen y dominan fácilmente. Entre los recursos disponibles, se encuentra la adopción de un régimen dietético especial.

La dosis correcta de carnes

Para las personas del grupo B, los médicos naturistas recomiendan una dieta con el 2 o el 3% de carnes. Claro está que una prescripción formulada en estos términos es difícil de controlar en la vida cotidiana.

Por tanto, estableceremos como norma general que los individuos del grupo B pueden consumir carnes con moderación, pero evitando las de ave y prefiriendo las de cordero y carnero. En líneas generales, el abastecimiento de proteínas dependerá más del consumo de derivados lácteos fermentados que de las carnes.

Problemático para el grupo B: el trigo

La persona de este grupo sanguíneo debe ser muy exigente en la elección de harinas y sus elaborados, lo cual no es de extrañar si recordamos que el tipo B evolucionó relativamente lejos de las producciones agrarias. El amaranto, el trigo, el centeno, el maíz y el alforfón ralentizan demasiado su metabolismo y le causan trastornos de tipo cardiovascular.

Son cereales óptimos para ella la espelta, el mijo y la avena; por consiguiente, los panes indicados son los de harina de mijo y el pan esenio.

El mijo, grano prodigioso para el grupo B

Es uno de los pocos tipos de cereal que asimilan estos descendientes de pastores montañeses. Su cultivo para la alimentación humana es milenario. Contiene proteínas y todos los oligoelementos que precisa el organismo humano: hierro, flúor, fósforo, azufre, magnesio y calcio. Además, contiene una excelente proporción de ácido silícico, cuatro veces más que el trigo, hasta en los granos descascarillados. Esta ventaja es fundamental para el grupo B ya que le causan problemas los alimentos que normalmente aportan dicho ácido, como las legumbres y las nueces.

En 1630, el célebre pintor Hieronymus Bosch opinaba que «los comedores de mijo viven más años y más sanos que los glotones». De esta frase deberían hacer su lema las personas del grupo B. Tanto más, por cuanto el mijo no es necesariamente insípido ni aburrido.

Pastel de mijo: sano y sabroso para el tipo B

Los elaborados de harina de mijo se encuentran cada vez más a menudo en pastelerías y tiendas de alimentos de régimen. Con un poco de maña, sin embargo, podremos ejercer de pasteleros nosotros mismos. Como por ejemplo, con el pastel de mijo según la receta siguiente:

Ingredientes:
300 g de harina fina de mijo
50 g de harina de soja
200 g de miel
200 g de mantequilla
5 huevos enteros

70 g de almendras
10 g de levadura de pastelería
1 cucharilla de cáscara de limón rallada
Mosto de uva

Preparación:
Picar las almendras y las dejarlas en remojo con un poco de mosto.

Para la masa, batir a punto de nata los huevos con la miel y la cáscara de limón. Hacer lo mismo con la mantequilla y la harina de soja. Mezclar bien la harina de mijo con la levadura de pastelería.

Seguidamente, mezclar la masa de huevos con miel, la de mantequilla con la soja y la harina de mijo, y por último, agregar la almendra picada.

Tomar dos moldes cuadrados y llenarlos de masa. Si apetece, espolvorear más almendra picada en la superficie. Precalentar el horno a 180°C y dar a la masa unos 45 minutos de cocción.

El tipo B, ovo-lacto-vegetariano ideal

Las personas de este tipo sanguíneo reúnen las condiciones óptimas para seguir toda la vida el régimen aludido, ya que su aparato digestivo está adaptado óptimamente para la leche y los huevos, y también tolera bien la mayoría de los alimentos vegetales. La dieta ovo-lacto-vegetariana es, de hecho, una de las más sanas que existen, ya que excluye por completo las carnes pero admite otras proteínas de origen animal. Por tanto, no corren como los vegetarianos estrictos el riesgo de carencias en cuanto a vitaminas B, hierro y calcio.

El kéfir, amigo del intestino para el grupo B

A AB

Como hemos visto, las personas del grupo B tienen el intestino delicado, por lo que se les recomienda la inclusión en su dieta de este derivado lácteo que toman los habitantes del Cáucaso, el kéfir. Este producto contiene una microflora específica (combinación de levaduras y bacterias lácticas) que combate los parásitos intestinales. Además, tiene eficacia preventiva contra los cánceres de estómago e intestino.

El kéfir posee más ventajas, por ejemplo, su elevado contenido en calcio, hierro y proteínas asimilables. Como fuente de vitaminas B es superior a otros derivados lácteos, ya que facilita la síntesis de sustancias bioactivas por parte del propio organismo.

Para disfrutar plenamente los beneficios del kéfir, lo mejor sería tomarlo de elaboración propia. La razón es que los productos comerciales se fabrican a partir de cultivos «depurados» en los que disminuye considerablemente la presencia de las levaduras.

La fabricación propia es sencilla, incluso más fácil que la del yogur puesto que no exige una temperatura controlada. Para empezar lo más aconsejable es practicar con el fermento secado al frío, y pasar más adelante a la elaboración del kéfir partiendo de cultivos frescos.

Obtención del kéfir partiendo del fermento seco

Puede adquirirse en comercios dietéticos y naturistas. Es económico y suele venir en cajas que contienen cierto número de sobres. A largo plazo, sin embargo, el uso de cultivos secos es más caro que tener una masa viva, ya que ésta

121

LA DIETA DEL GRUPO SANGUÍNEO

puede mantenerse muchos años con un mínimo de cuidados. Ahora bien, el fermento seco tiene la ventaja de conservarse durante muchos meses mientras no se haya abierto la bolsita y sin requerir cuidado alguno. En cuanto al sabor, el kéfir obtenido resulta prácticamente idéntico al elaborado a partir del cultivo fresco de microorganismos. La fabricación de esta bebida a partir del fermento seco requiere los pasos siguientes:

* Antes de preparar el kéfir, hay que esterilizar la leche con cuidado. La leche entera se calienta a unos 95°C, retirándola del fuego antes de que rompa a hervir. Hay que removerla mientras se calienta, y durante un rato más, para evitar que se forme una película en la superficie. Las leches pasterizadas pueden utilizarse sin calentarse previamente.
* Tapar el recipiente de la leche hasta que se enfríe a temperatura ambiente.
* Echarle una bolsa de fermento seco y remover todo hasta disolver por completo el contenido.
* Pasar la mezcla a un recipiente hermético (por ejemplo, la misma botella de origen si tiene tapón de rosca) y dejar en reposo a temperatura ambiente de 20 a 24 horas.
* Seguidamente, debe reposar 12 horas más en el frigorífico y después puede consumirse.
* No apurar el kéfir obtenido. Dejar siempre unas tres o cuatro cucharadas, que sirven de «levadura» para la fabricación siguiente. Este proceso puede repetirse de 10 a 15 veces antes de que se presente la necesidad de gastar otro sobre.

Obtención del kéfir a partir del cultivo vivo

Para empezar, hay que hacerse con el «hongo», en realidad una mezcla de bacterias y hongos (levaduras) que se asemeja a una coliflor. Pero sufriría una decepción quien pretendiese hallar este tipo de cultivo en una tienda de alimentos de régimen o naturista, ya que la complicación de su mantenimiento resulta a estos establecimientos poco rentable. Lo mejor es poder contar con un amigo que tenga cultivo vivo y que no vacilará en regalarnos una parte. También se puede intentar la compra directa en algunos establecimientos especializados (véase http://lanaturaleza.hypermart. org, por ejemplo).

Cuando seamos poseedores de un cultivo, hay que cuidarlo y mantenerlo vivo. Las temperaturas por encima de 30°C sientan mal al kéfir y por debajo de los 0°C muere. Expuesto al aire libre tiende a secarse y puede contaminarse con microorganismos forasteros. Para que prospere el fermento del kéfir, lo mejor es hacerle trabajar constantemente. Es decir, que cada vez que hayamos preparado una cantidad de bebida, la pasaremos por un cedazo para recuperar el hongo; en seguida le añadiremos leche fresca y elaboraremos una nueva dosis. Esto puede parecer algo costoso, pero recordemos que para beneficiarnos de las propiedades salutíferas del kéfir hay que consumir a diario grandes cantidades. Por esa misma razón, interesa mantener la vitalidad de nuestro fermento.

Si se intercala un período de pausa, se puede poner el cultivo en agua fresca y esterilizada para conservarlo en el frigorífico, pero sin que baje la temperatura por debajo de los 5°C y sin lavar el hongo previamente ya que las trazas de ácido láctico que lleva facilitarán la conservación. La pausa es de unos 20 días si se realiza en la forma correcta.

123

Los pasos para elaborar el kéfir a partir de un cultivo vivo son:

- Antes de preparar el kéfir hay que esterilizar la leche con cuidado. La leche entera se calienta a unos 95°C, retirándola del fuego antes de que rompa a hervir. Hay que removerla mientras se calienta y, después, un rato más, para evitar que se forme una película en la superficie. Las leches pasterizadas pueden utilizarse sin calentarlas previamente.
- Tapar la leche y dejar que se enfríe a temperatura ambiente. A continuación, lavar con agua muy caliente (sin detergente) una botella o bote de vidrio con cierre o tapadera a rosca, y echarle la leche, pero sin llenarlo por entero, sino dejando una cámara de aire de un par de centímetros. Esto se hace a fin de poder sacudir el recipiente durante la fermentación, y además permite que se desprendan los gases formados.
- Ahora se añade el fermento. Se cortan unos 20 gramos de hongo por litro de leche. Se cierra herméticamente y se guarda a temperatura ambiente en lugar protegido de la luz de 18 a 48 horas. El hongo se hunde al principio en el líquido pero después sale a flote cuando arranca la fermentación. La composición de la bebida puede controlarse bastante bien mediante la elección de la temperatura y el tiempo de fermentación, según las condiciones más idóneas para los diversos tipos de bacterias y levaduras de que se compone el fermento. En principio, cabe decir que una fermentación corta, digamos de 18 a 24 horas, produce un kéfir de sabor más bien suave. Des-

pués de 48 horas o más el sabor se hace fuerte y notablemente agrio.

* Agitar de vez en cuando el recipiente para que no se espese el kéfir. Cuanto más a menudo se haga esto mayor será la proporción de alcohol contenida en el kéfir terminado. Elaborado en reposo total, viene a contener un 0,15 % de alcohol; si se agita cada tres o cuatro horas llega al 0,8 % o más.

* Terminada la fermentación, pasamos el kéfir por un tamiz para recuperar el fermento. El resultado podemos tomarlo inmediatamente. Si se guarda en el frigorífico se conserva durante unas dos semanas. Al fermento, se le añade en seguida la leche nueva y recién esterilizada, como queda descrito.

Grupo B: lo que adelgaza

El kéfir
Facilita el trabajo del intestino y proporciona sensación de saciedad.

Las verduras
Las toleran bien las personas del tipo B y contienen fibra que proporciona sensación de plenitud en el estómago.

Grupo B: lo que engorda

Amaranto, trigo, maíz, alforfón
Disminuyen la actividad del metabolismo, lo que reduce el nivel de azúcar en sangre y transmite al cerebro una fuerte sensación de hambre.

125

Las legumbres
No transmiten a las personas del tipo B la sensación de «hartazgo» en la misma proporción que a los individuos de otros grupos sanguíneos. Además no las toleran bien.

👍 Alimentos importantes para el grupo B

Carnes
- Carnero
- Conejo
- Cordero
- Caza

Pescados
- Rodaballo
- Mero
- Bacalao
- Salmón
- Caballa
- Salmonete
- Sardina
- Merluza, pescadilla
- Rape

Harinas y elaborados
- Pan esenio
- Harina de avena
- Pan de mijo
- Harina de arroz

Hortalizas, frutos secos y semillas
- Berenjenas
- Coliflor
- Brécol
- Pimientos
- Col china
- Col rizada
- Alubias
- Almendras
- Zanahorias
- Pimentón
- Nueces paraguayas
- Nueces pecanas
- Perejil
- Remolacha
- Lombarda
- Setas Shiitake
- Repollo

Frutas y zumos
- Piña americana y su zumo
- Plátanos y su zumo
- Papayas y su zumo
- Ciruelas y ciruelas claudias
- Arándanos
- Uva y mosto

Lácteos
- Requesón
- Yogur
- Kéfir
- Leche desnatada
- Mozzarella
- Ricota
- Queso de oveja
- Queso de cabra

Cereales
- Espelta

- Avena
- Mijo
- Arroz inflado

Bebidas
- Té verde

Especias
- Pimienta de cayena
- Curry
- Jengibre
- Comino

👎 Alimentos conflictivos para el grupo B

Carnes
- Ganso
- Gallina
- Menudillos
- Cerdo
- Tocino

Pescados
- Anguila
- Anchoa
- Ostras
- Gambas, camarones
- Bogavante
- Cangrejo
- Langosta
- Salmón ahumado
- Calamar, sepia, pulpo

Harinas y elaborados
- Harina de cebada
- Elaborados de trigo duro
- Galletas de centeno
- Elaborados de maíz
- Pan de harinas mixtas
- Harina de centeno
- Pan integral
- Harina de trigo

Hortalizas, frutos secos y semillas
- Alcachofas
- Aguacates
- Nueces *Cashew*
- Cacahuetes
- Lentejas verdes
- Avellanas

127

- Maíz
- Brotes de mungo
- Aceitunas
- Piñones
- Pistachos
- Rábanos
- Rábano picante
- Sésamo
- Tempeh
- Tofu
- Tomates

Frutas y zumos
- Granada
- Coco
- Ruibarbo

Lácteos
- Quesos fundidos
- Helados

Cereales
- Amaranto
- Alforfón
- Copos de maíz

- Cebada
- Centeno
- Copos de trigo
- Trigo germinado
- Trigo triturado

Bebidas
- Refrescos de cola
- Limonadas
- Aguas carbónicas
- Zumo de tomate
- Licores

Especias
- Pimienta
- Canela

Varios
- Aceite de cardo
- Aceite de cacahuete
- Gelatinas
- Aceite de colza
- Aceite de sésamo
- Aceite de girasol
- Ketchup de tomate

Recetario para el grupo B

Recetas sabrosas para todas las ocasiones

Una propuesta de *brunch*: crema de mijo y ciruelas
(para 4 personas)

$\boxed{\rightarrow 0}$ $\boxed{\text{AB}}$

Importancia para el grupo B:
  Estas personas asimilan excepcionalmente bien el mijo y las ciruelas. Estos alimentos les sacian y les activan el metabolismo. Además, el mijo contiene gran cantidad de ácido silícico, lo que va a mejorar mucho el aspecto y la vitalidad de las uñas y los cabellos.

Ingredientes:
  80 g de mijo
  250 ml de zumo de ciruelas
  300 g de ciruelas frescas o en conserva
  50 g de mascarpone (requesón, ricota)
  50 g de yogur
  1 cucharada de miel
  1 cucharilla de cáscara de limón rallada
  Media cucharilla de vainilla en polvo
  Nuez o almendra picada para adornar

Preparación:
Hervir el zumo de ciruela. Lavar el mijo y agregarlo al zumo, removiendo la mezcla continuamente. Cuando rompa a hervir, taparlo, reducir a fuego lento y dar unos 10 minutos de cocción. En seguida, apagar el fuego y dejar que repose 20 minutos más para que se hinche y se enfríe.

Cortar las ciruelas (si son frescas, lavarlas previamente) en trozos pequeños. Mezclar el *mascarpone* y el yogur agitando la mezcla con fuerza.

Sazonar la masa de mijo, ya enfriada, con la miel, la corteza de limón y la vainilla en polvo. Añadir los trozos de ciruela y remover todo mientras se agrega la mezcla de *mascarpone* y yogur. Por último, espolvorear con nuez o almendra picada.

Tentempié goloso:
kéfir de plátano con almendras
(para dos personas)

Importancia para el grupo B:

El kéfir figura entre los derivados lácteos que las personas del grupo B asimilan muy bien. Les conviene, sobre todo, por el aporte de valiosas proteínas. Además, sus bacterias y levaduras facilitan la digestión intestinal. El plátano y las almendras estabilizan el nivel de azúcar en sangre y proporcionan sensación de hartura.

Ingredientes:
1 plátano
2 cucharillas de puré de almendra
1 vaina de vainilla
2 cucharillas de miel
250 g de kéfir

Preparación:
Pelar el plátano, trocearlo y meterlo en la batidora añadiendo el puré de almendra, la miel y el kéfir.

Limpiar la vaina de vainilla y echarla también en la batidora. Por último, hacer un puré que se sirve inmediatamente con un par de cubitos de hielo.

Nota particular:
Receta indicada también para un desayuno

Manzanas con queso de cabra sobre ensalada (almuerzo o cena)
→AB

(para 4 comensales)

Importancia para el grupo B:
El elemento central de esta fórmula es el queso de cabra. Los sujetos del tipo B, en tanto que descendientes de los primitivos pastores montañeses, lo asimilan muy bien.

Ingredientes:
4 manzanas ácidas
150 g de queso de cabra
100 g de requesón
2 cucharadas de emmental rallado
150 g de lechuga silvestre
50 g de endibias
2 cucharadas de vinagre de sidra
Sal de hierbas
Pimienta de cayena
4 cucharadas de aceite de oliva
2 cucharadas de cebollitas picadas

131

Preparación:
Partir las manzanas por la mitad y quitarles los corazones. Chafar el queso de cabra y el requesón con un tenedor y mezclarlos bien. Añadir el emmental y sazonar con sal de hierbas al gusto. Rellenar las mitades de manzana con la mezcla de quesos. Precalentar el horno a 220°C y asar las manzanas de 15 a 20 minutos. Durante este tiempo, se aprovecha para limpiar la lechuga, lavarla y escurrirla. Se prepara además, el aliño con el vinagre, la sal, la pimienta y el aceite, y se mezcla con la lechuga.

Repartir la ensalada en cuatro platos y añadir 2 mitades de manzana a cada uno.

Para una fiesta: ensalada caliente de frutas
(para 8 comensales)

Importancia para el grupo B:
Todas los ingredientes que se emplean aquí son de fácil asimilación para la persona del grupo B. Mientras que con otros tipos de frutas se presentan molestias gástricas, como acidez o regurgitación, al probar esta receta, se verá lo bien que sientan.

Ingredientes:
150 g de yogur
2 cucharillas de miel
La cáscara rallada de un limón natural (con la piel
limpia de colorantes y pesticidas).
40 g de mantequilla
3 paquetitos de azúcar de vainilla
1 lata pequeña de piña americana
8 ciruelas claudias

132

2 plátanos medianos
Zumo de limón para remojar

Preparación:
Mezclar, removiéndolos, el yogur, la miel y la corteza de limón para la salsa. Disponer 16 bandejas pequeñas de aluminio (de unos 5 o 6 cm), pintarlas por dentro con mantequilla y espolvorear dos paquetes de azúcar de vainilla. Cortar las rodajas de piña en trozos pequeños y también las ciruelas. Cortar diagonalmente los plátanos en rodajas y remojar con zumo de limón. Disponer la fruta en las bandejas desde fuera hacia dentro, a modo de rosetones, y espolvorear por encima el resto del azúcar de vainilla. Tapar los pequeños moldes con lámina de aluminio, cerrándolos bien, y ponerlos unos 15 minutos en el grill. Remojar cada porción con una cucharada de zumo de limón y comerla directamente de los moldes.

Ensalada de arroz con berenjenas y queso de oveja
AB
(para 4 personas)

Importancia para el grupo B:
Las berenjenas sientan muy bien a las personas de este grupo y, combinadas con el arroz y el queso de oveja, proporcionan un alto grado de saturación del apetito.

Ingredientes:
150 g de arroz
2 berenjenas
200 g de queso de oveja
100 g de guisantes tiernos

1 manojo de cebolletas
9 cucharadas de aceite de oliva
3 cucharadas de vinagre de vino blanco
2 cucharadas de mostaza
Sal

Preparación:
Hervir el arroz y, cuando esté a punto, enfriarlo con agua. Cortar las berenjenas a dados, sazonarlas con sal y dejar que reposen unos 10 minutos. Luego chafarlas un poco dentro de un paño de cocina y freírlas a fuego vivo en una sartén con unas gotas de aceite. Hacer migas el queso de oveja. Limpiar los guisantes y cocerlos 2 minutos. Cortar las cebolletas en rodajas. Mezclar el aceite, el vinagre y la mostaza y sazonarlos con sal al gusto. Mezclar todos los ingredientes y los servirlos. Se acompaña con 1 o 2 vasos de zumo de piña o de uva.

Un postre: 0
sorbete de plátano con gajos de mango
(para 6 personas)

Importancia para el grupo B:
El plátano es muy recomendable para las personas del grupo sanguíneo B. A señalar la sensación de saciedad gástrica que les produce. El postre que describimos aquí puede ser el colofón idóneo para una minuta muy especiada.

Ingredientes:
4 plátanos
2 cucharadas de azúcar moreno
200 ml de té verde
El zumo de 1 limón

134

2 cucharadas de jarabe de lima
1 mango
Melisa en hoja para adornar
Mosto

Preparación:
Echar el azúcar en el té y disolverlo. Pelar los plátanos, echar la pulpa en el té, agregar el zumo de limón y el jarabe de lima y batir a punto de puré. Pasar la masa a la heladera o, puesta en una bandeja metálica, al congelador del frigorífico. De vez en cuando, removerla con un tenedor.
   Pelar el mango y cortarlo en forma de gajos. Poner éstos en remojo con mosto. Para servir, hacer porciones de sorbete con la paleta para helados y disponerlas sobre los gajos de mango. Adornar con hojitas de melisa.

Un queso para cenar: →AB
crema de emmental a la pimienta
(para 2 personas)

Importancia para el grupo B:
   Normalmente las personas pertenecientes al grupo sanguíneo B no suelen tener problemas con los derivados de la leche. En la receta siguiente, se mejora su asimilación más todavía, con la inclusión de la pimienta de cayena y el comino.

Ingredientes:
200 g de queso emmental
200 g de requesón bajo en grasas
4 cucharadas de yogur «bio»
1 cebolla

1 punta de comino
1 punta de pimienta de cayena
1 cucharilla de pimentón dulce en polvo
Sal

Preparación:
Batir el emmental, el requesón y el yogur hasta obtener una crema uniforme. Añadir la cebolla previamente pelada y picada. Agregar finalmente las especias, remover y sazonar con sal al gusto.
Se acompaña con pan de mijo o pan esenio, o con una papilla de mijo.

El poder de las vitaminas: kéfir con frutas

A AB

(para 1 persona)

Importancia para el grupo B:
La piña americana y el kéfir son asimilados óptimamente por las personas de este grupo. En cuanto al *sanddorn*, es un arbusto (*hippophae rhamnoides*) cuyas bayas contienen más vitamina C que las naranjas y los limones. La receta constituye una bebida óptima para los días fríos de otoño e invierno en los que, incluso los sujetos del grupo B, se está más expuesto a infecciones.

Ingredientes:
Un cuarto de piña americana al natural
1 cucharilla de zumo de limón
2 cucharillas de puré de sanddorn
(en establecimientos naturistas y de fitoterapia)
125 g de kéfir

Preparación:
Trocear la piña, pasarla a la batidora con el zumo de limón y el puré de *sanddorn*, y reducir todo junto a papilla. En el último momento, añadir el kéfir y batir la mezcla brevemente.

Crema fría de pepino: refresco y alimento para el verano
(para 2 personas)

Importancia para el grupo B:
La fuerza de esta receta para el grupo B estriba en la preponderancia del yogur. Este derivado fermentado de la leche les sienta bien y estabiliza su funcionamiento intestinal.

Ingredientes:
1 pepino para ensalada
1 cebolla de primavera
1 cucharada de eneldo picado
El zumo de medio limón
500 ml de caldo vegetal
500 g de yogur
1 diente de ajo
Sal
Pimienta de cayena

Preparación:
Pelar el pepino «mitad y mitad» (dejando dos tiras de la cáscara). Cortarlo a rodajas y reducirlo a puré en la batidora. Pelar la cebolla de primavera y cortarla en anillos. Pasar a la batidora junto con el eneldo, el zumo de limón, el caldo de verduras y el yogur. Mezclar todo y finalmente pelar el

137

diente de ajo y chafarlo dentro de la crema. Sazonar el resultado con sal y pimienta de cayena al gusto.

Combinado de frutas y hortalizas I
(para 2 personas)

Importancia para el grupo B:
   Vuelve a centrarse en el yogur, óptimamente asimilado por el aparato digestivo de las personas del grupo B.

Ingredientes:
   6 tallos de apio tierno
   40 g de lechuga silvestre
   3 peras jugosas
   40 g de queso Roquefort
   150 g de yogur
   1 cucharilla de zumo de limón

Preparación:
Limpiar el apio y cortar en trozos de a 1 cm. Lavar bien la lechuga y escurrirla. Lavar las peras, pelarlas, quitarles las pepitas y cortarlas a trozos. Chafar con un tenedor el roquefort y batirlo con el yogur y el zumo de limón hasta obtener una salsa fluida. Disponer las peras y el apio en un plato, adornarlas con la lechuga y aliñarlas con la salsa de queso.

Combinado de frutas y hortalizas II
(para 2 personas)

Importancia para el grupo B:
   La coliflor, la col china, las almendras y las zanahorias figuran en la cabecera de la lista de alimentos recomenda-

dos para estas personas. La combinación con los albaricoques aporta un matiz de sabor original.

Ingredientes:
Media col china
2 salsifíes negros
Media coliflor
2 zanahorias
2 cebollas de primavera
Media taza de almendras picadas
Para el aliño:
1 taza de albaricoques secos
3 cucharadas de aceite de oliva
Media cucharilla de jengibre
2 dientes de ajo
Sal
1 taza de té Rooibos (eventualmente)

Preparación:
Para el aliño poner los albaricoques en remojo con agua o té Rooibos toda la noche. Pelar el ajo, chafarlo y meterlo en la batidora con los albaricoques, ya ablandados, y todos los ingredientes del aliño. Batir hasta que adquiera una consistencia de puré y sazonar de sal al gusto. Para la ensalada lavar y trocear la col china. Pelar, lavar y trocear los salsifíes negros. Lavar la coliflor, trocearla en rosetas y darle un breve hervor junto con los salsifíes. Pelar las zanahorias, lavarlas y cortarlas a trozos pequeños. Pelar las cebollas de primavera y cortarlas en anillos delgados.

Disponer las hojas de col china en los platos y repartir las hortalizas. Se sirve y que cada comensal tome lo que le guste de puré de albaricoque y de almendra picada.

Al buen plato de caza: filete de conejo de monte en salsa de cereza
(para 2 personas)

Importancia para el grupo B:
La carne de conejo es de las pocas que toleran bien las personas del grupo sanguíneo B.

Ingredientes:
300 g de filete de conejo
200 g de guindas
2 cucharadas de nata o crema de leche
2 cucharadas de aceite de oliva o de cayena
250 ml de zumo de cerezas
2 ramilletes de perejil rizado
Sal

Preparación:
Empapar los trozos de carne en aceite y sazonarlos con la pimienta de cayena; pasar a una sartén caliente y saltear la carne brevemente por ambos lados. Salar, retirar la carne del fuego y taparla para que no se enfríe.

En la misma sartén, dar un breve hervor al zumo de cerezas y le añadirle las guindas y la nata o crema de leche.

Por último, pasar la carne a esta salsa, taparla y mantenerla un rato así para que vaya absorbiendo los ingredientes. Se adereza con el perejil.

Nota particular:
En vez de guindas también puede prepararse con albaricoques, melocotón o mitades de pera.

140

La dieta de 7 días para el grupo B

Ingredientes que utiliza
(para 1 persona)

Cereales y sus elaborados
- 6 rebanadas de pan esenio
- 4 rebanadas de pan de mijo
- 100 g de arroz o de mijo
- 100 g de mijo
- 2 cucharadas de arroz inflado
- 2 cucharadas de copos de avena

Hortalizas, frutos secos y semillas
- 250 g de coliflor
- 400 g de berenjenas
- 100 g de brécol
- 300 g de col rizada
- 1 tallo de apio
- 1 colinabo
- 2 zanahorias
- 1 pimiento rojo pequeño
- 1 pimiento amarillo pequeño
- 2 pimientos rojos picantes
- 1 cebolla de primavera
- 5 cebollas
- 3 dientes de ajo
- 50 g de patatas
- 30 g de setas Shiitake
- Perejil
- Cebolletas
- Especias

141

- Eneldo
- Un tubérculo de jengibre
- 4 cucharadas de almendras picadas
- 1 cucharilla de puré de almendras

Frutas al natural o secas y zumos
- 6 plátanos
- 80 g de piña americana
- 6 dátiles secos
- 6 higos secos
- 20 ciruelas pasas
- 500 g de ciruelas en conserva
- 2 limones
- 100 ml de zumo de ciruelas

Carnes
- 125 g de espalda de cordero
- Paté de hígado para untar

Pescados
- Filete de bacalao (200 g)

Lácteos
- 4 porciones de 30 g cada una de queso de cabra
- 100 g de queso de oveja
- 2 porciones de requesón o queso fresco
- 2 porciones de queso de cabra o mozzarella
- 550 ml de leche desnatada
- 600 g de yogur
- 150 g de yogur enriquecido con nata
- Un litro de kéfir
- 200 g de nata

- Mantequilla
- Mantequilla fundida

Bebidas
- Té verde
- Zumo de piña o mosto
- Cerveza o vino

Hierbas y aromatizantes
- Azúcar
- Sal
- Pimienta de cayena
- Pimentón
- Salvia
- Orégano
- Perifollo
- Hojas de laurel
- Curry
- Cilantro
- Comino
- Cardamomo
- Mostaza en grano
- Caldo de verduras
- Caldo de carne

Varios
- Aceite de oliva
- Aceite de soja
- Mostaza
- Vino de Oporto
- 50 ml de cerveza negra
- 1 huevo

Si no se practica la dieta estricta, podemos añadir más mijo, arroz y pan.

LUNES

Desayuno: `A` `AB`
yogur de ciruelas con arroz inflado
(para 1 persona)

Ingredientes:
250 g de ciruelas de conserva
300 g de yogur o kéfir
1 cucharada de arroz inflado

Preparación:
Reducir a puré la fruta. Batir con el yogur o kéfir y añadir el arroz inflado. Se acompaña con 1 o 2 tazas de té verde.

Comida: hortalizas al curry con plátanos
(para 2 comensales)

Ingredientes:
1 coliflor pequeña (500 g)
200 g de brécol
1 tallo de apio
2 zanahorias
2 plátanos medianos
2 dientes de ajo
1 cebolla pequeña
2 cucharadas de mantequilla fundida
1 cucharada de curry en polvo
300 g de yogur enriquecido con nata

144

Preparación:
Limpiar y lavar las hortalizas. Trocear en rosetas la coliflor y el brécol. Picar los tallos restantes. Cortar en rodajas el apio y las zanahorias. Pelar los plátanos y cortarlos a dados. Calentar la mantequilla en una cacerola y rehogar la cebolla cortada a dados pequeños y el plátano. Chafar los dientes de ajo y espolvorear con el curry. A continuación, ir añadiendo el resto de las hortalizas, cubrir con el yogur batido, dar a la mezcla unos 30 minutos de cocción a fuego lento y, por último, sazonar al gusto, si hace falta.
Se acompaña con mijo hervido y como bebida, té verde.

Cena: queso de cabra en adobo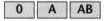
(para 4 personas)
(atención al tiempo de preparación)

Ingredientes:
8 porciones de 30 g cada una de queso de cabra
500 ml de aceite de oliva
1 pimiento rojo picante
4 hojas frescas de salvia
1 cucharilla de orégano
1 diente de ajo
1 hoja de laurel

Preparación:
Limpiar el pimiento quitándole las semillas y picarlo.
Meter en un bote de vidrio el queso junto con las hierbas, el ajo chafado y el pimiento picado, y cubrir todo con aceite. Se tendrá en adobo durante 24 horas como mínimo.
Se acompaña con 1 vaso de zumo de piña o de mosto.

145

MARTES

Desayuno
(para 1 persona)

2 o 3 rebanadas de pan de mijo o pan esenio untadas con cantidad moderada de paté de hígado.
Se acompaña con 1 taza de té verde y 1 vaso de kéfir.

Comida: crema de patatas con *shiitake*
(para 4 personas)

Ingredientes:
140 g de patatas con mucha fécula
300 ml de consomé de pollo
100 g de setas shiitake
2 ramilletes de perejil
65 g de mantequilla
Sal
Pimienta de cayena
1 pizca de azúcar
120 ml de nata batida

Preparación:
Pelar las patatas, lavarlas y cortarlas a rodajas de 1 cm aproximadamente. Cocerlas en el consomé hasta que estén blandas. Se conserva el caldo. Limpiar las setas y cortarlas a rodajas. Lavar el perejil y separar las hojas.

Batir las patatas hervidas con la batidora manual. Saltear las rodajas de setas en 15 g de mantequilla previamente batida a punto de nata. Sazonar con sal, pimienta de cayena y una pizca de azúcar.

Pasar la patata batida a una cacerola, añadirle la nata y calentar todo removiéndolo pero sin que llegue a hervir esta vez. Batir con la varilla la mezcla mientras se añade los 50 g restantes de mantequilla a trozos pequeños. Echar las setas en la crema de patata y servir adornándola con hojas de perejil.
Se acompaña con 1 o 2 tazas de té verde.

Cena: crema de ciruelas con nata al cardamomo

AB

(para 2 personas)

Ingredientes:
40 ciruelas pasas deshuesadas
1 vaso de zumo de ciruelas
6 clavos
1 vasito de Oporto
2 cucharadas de zumo de limón
100 g de nata batida
1 cucharilla de cardamomo molido
2 cucharadas de almendra picada

Preparación:
Hervir a fuego lento las ciruelas con el zumo y los clavos. Cuando se hayan ablandado, dejar que se enfríen y retirar los clavos. Batir con la varilla hasta reducir todo a puré y añadir el zumo de limón y el Oporto.
Batir la nata hasta montarla y sazonarla con cardamomo.
Repartir el puré de ciruelas en 2 platos y adornar con la nata al cardamomo y la almendra picada.

MIÉRCOLES

Desayuno: bandeja de higos y dátiles
(para 1 persona)

Ingredientes:
2 dátiles secos
2 higos secos
1 plátano
1 cucharada de almendra picada
150 ml de leche desnatada
1 cucharilla rasa de cardamomo molido

Preparación:
La noche anterior, poner los frutos secos en remojo con agua caliente. Por la mañana, trocearlos. Pelar el plátano y cortarlo a rodajas delgadas. Mezclar todo. Sazonar la leche con el cardamomo y echarla sobre la fruta.
Se acompaña con 1 o 2 tazas de té verde.

Comida: filete de bacalao con pimiento rojo y amarillo

`0`

(para 2 comensales)

Ingredientes:
Filetes de bacalao (300 a 400 g)
1 punta de pimienta de cayena
1 cucharada de zumo de limón
Un pimiento amarillo y uno rojo, pequeños
1 cucharada de aceite de oliva
Sal
100 ml de caldo vegetal

Preparación:

Secar el pescado con papel absorbente de cocina y cortar 4 porciones iguales. Si es ultracongelado resultará más fácil por venir en porciones de peso uniforme. Empapar las porciones con zumo de limón, sazonarlas con pimienta de cayena y reservarlas.

Lavar los pimientos, cortarlos a cuartos y quitar los tallos, las semillas y los tegumentos blancos. Luego los cortamos a tiras estrechas.

Calentar el aceite en una sartén. Echar las tiras de pimiento y saltearlas. Añadir un poco de sal y finalmente echar el caldo de verduras.

Disponer los trozos de pescado sobre las tiras de pimiento, taparlos y dar unos 10 minutos de hervor a fuego lento. Cuando el bacalao esté en su punto corregirlo de sal.

La guarnición idónea sería un arroz basmati, o mijo hervido. Para beber, el té verde.

Cena: berenjenas con yogur al pimentón AB
(para 2 personas)

Ingredientes:
400 g de berenjenas
2 cucharillas de aceite de oliva
300 g de yogur
1 cucharilla rasa de pimentón en polvo
2 cucharadas de cebolleta picada
Sal

Preparación:
Quitar lo verde de los tallos de las berenjenas, lavarlas y cortarlas a dados grandes. Calentar el aceite en una cacerola,

149

echar las berenjenas y taparlas mientras están unos 15 minutos a fuego medio, añadiendo un poco de agua si es necesario. Mientras tanto, mezclar el yogur con el pimentón en polvo y la cebolleta picada. Sazonar con sal al gusto. Retirar de la cacerola los dados de berenjena, dejar que se enfríen y mezclarlos con el yogur.
Se acompaña con 1 o 2 vasos de zumo de piña o de mosto.

JUEVES

Desayuno:　　　　　　　　　　　　　　
yogur de ciruelas con almendras
(para 1 persona)

Ingredientes:
250 g de ciruelas de conserva
200 g de yogur o kéfir
1 cucharada de arroz inflado
1 cucharada de almendra picada

Preparación:
Reducir la fruta a puré en la batidora y añadir luego el yogur o el kéfir. Por último, mezclar con el arroz inflado y la almendra picada. Se acompaña con 1 o 2 tazas de té verde.

Comida:
albóndigas de mijo a las finas hierbas
(para 2 personas)

Ingredientes:
150 g de mijo
Media cebolla

2 cucharadas de aceite de lino
300 ml de caldo de verduras
Sal
Pimienta de cayena
1 diente de ajo
1 cucharada de perifollo picado
1 cucharada de eneldo picado2 cucharadas de
perejil picado
1 huevo
1 o 2 cucharadas de copos de avena

Preparación:
Pelar la cebolla y picarla a daditos. Saltearla con una cucharada de aceite de lino hasta que pierda el color, añadir el mijo previamente lavado, agregar el caldo vegetal y llevarlo a evolución. Seguidamente, reducir el fuego al mínimo y dejarlo así durante 20 minutos para que se hinche; en caso necesario, añadir un poco de agua.

Dejar que se enfríe el mijo. Pelar el diente de ajo y chafarlo dentro de la masa, que se sazona a continuación con sal y pimienta de cayena. Añadir las hierbas, el huevo y unos copos de avena para mejorar la consistencia, a fin de formar con las manos las albóndigas pequeñas, que freiremos en la sartén con una cucharada de aceite muy caliente.

Pueden consumirse calientes o frías. Se acompañan con 1 vaso de kéfir.

Cena: queso de cabra en adobo

Es la receta del lunes.
Se acompaña con 1 o 2 vasos de zumo de piña o de uva.

151

VIERNES

Desayuno: bandeja de higos y dátiles

Es la receta del miércoles.
Se acompaña con 1 o 2 tazas de té verde.

Comida: ensalada de hortalizas con queso de oveja

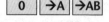

(plato rápido para 1 persona)

Ingredientes:
 1 colinabo pequeño
 1 zanahoria pequeña
 1 cebolla de primavera
 1 cucharada de salsa de soja
 1 cucharada de aceite de oliva
 Pimienta de cayena
 100 g de queso de oveja
 1 cucharilla rasa de orégano

Preparación:
Pelar el colinabo y la zanahoria y cortarlos a daditos o ra-
llarlos con la parte más gruesa del rallador. Lavar la cebolla, limpiarla y cortarla a rodajas muy delgadas que se deshagan en anillos.

En una fuente, se mezcla el orégano con la salsa de soja,
el aceite de oliva y un poco de pimienta de cayena. Se añaden las hortalizas y se remueve.

Cortar el queso de oveja a daditos y mezclarlo con la ensalada, para sazonar con sal al gusto finalmente.

Se acompaña con 1 o 2 tazas de té verde.

Cena
(para 1 persona)

2 rebanadas de pan de mijo o 3 de pan esenio untadas con paté de hígado. Se acompaña con 1 o 2 vasos de kéfir.

SÁBADO

Desayuno
(para 1 persona)

2 o 3 rebanadas de pan de mijo o pan esenio con sendas porciones de requesón o queso tierno. Se acompaña con 1 o 2 tazas de té verde.

Tentempié: leche con plátano y almendras
(para 2 personas)

Ingredientes:
1 plátano
2 cucharillas de puré de almendra
2 cucharillas de miel
250 ml de leche

Preparación:
Pelar el plátano, romperlo a trozos y echar éstos en la batidora con el puré de almendra, la miel y la leche. Batir todo y servirlo inmediatamente.

Comida: →A →AB
col de Milán en salsa de mostaza y cerveza
(para 2 personas)

Ingredientes:
30 g de mantequilla
Media cebolla
500 a 600 g de col rizada, sin el tronco
1 cucharada de mostaza (grano entero)
100 ml de cerveza (mejor negra)
1 cucharada de copos de avena
250 ml de nata
1 cucharada de mostaza un poco picante
Sal
1 cucharada de miel

Preparación:
Pelar la cebolla y picarla.

Echar mantequilla en una cacerola y calentarla para saltear brevemente la cebolla.

Cortar la col a trozos pequeños y meterla en la cacerola, sazonando todo con granos de mostaza y sal. Cubrir la mezcla con agua y hervirla. Cuando se haya absorbido toda el agua, enfriar el guiso echando la cerveza.

Agregar los copos de avena y dar un breve hervor. Añadir la nata y la mostaza. Sazonar el resultado con sal y miel al gusto.

A este plato, le acompañan muy bien unas patatas hervidas en agua con sal. Para beber, 1 vaso de kéfir.

Cena: berenjenas con yogur

Es la receta del miércoles.
Se acompaña con un vaso de mosto o zumo de piña.

DOMINGO

Desayuno: bandeja de higos y dátiles
Es la receta del miércoles.
Se acompaña con 1 o 2 tazas de té verde.

Comida:
cordero exótico al curry con plátanos

`0`

(para 4 personas)

Ingredientes:
500 g de espalda de cordero
250 g de cebollas
250 g de piña fresca
2 plátanos grandes o 3 medianos
Medio litro de caldo de carne
Cilantro fresco (o perejil fresco)
2 cucharadas de mantequilla fundida
Para la pasta del curry:
2 pimientos picantes rojos, secos
1 diente de ajo
1 cucharilla rasa de semillas de cilantro
1 cucharilla rasa de comino
10 g de jengibre fresco
Media cucharilla de sal

En caso de dificultad para conseguir los ingredientes, puede usarse curry en polvo.

Preparación:
Quitar las semillas de los pimientos y remojarlos 10 minutos en agua caliente; luego meterlos en la batidora con los

ingredientes del curry para formar la pasta o machacarlos en el mortero.

Cortar la carne a dados de unos 3 cm. Calentar mucho la mantequilla y saltear la carne en ella hasta que tome color pardo. Reducir el fuego, añadir la cebolla previamente pelada y cortada a cuartos, y remover la carne mientras se fríe la cebolla. Mezclar la pasta con el caldo, añadirla removiendo todo y tapar el recipiente para continuar la cocción 50 minutos más. Agregar entonces el plátano cortado a rodajas y los trozos de piña, y dar 10 minutos más de cocción. Corregir de sal al gusto y espolvorear con el cilantro picado (o el perejil).

Guarnición: un poco de arroz basmati o de mijo. Se bebe té verde.

Cena
(para 1 persona)

2 rebanadas de pan de mijo o 3 de pan esenio, untadas con queso de cabra o mozzarella baja en grasas.

Se acompaña con 1 o 2 vasos de cerveza o de vino.

El híbrido moderno: grupo AB

Vegetales son triunfos

El grupo sanguíneo AB apareció hace sólo 1000 años, según todos los indicios. De ahí que sus representantes se hallen óptimamente adaptados a las condiciones de vida contemporáneas. Por otra parte, es una combinación de los grupos A y B y, por tanto, cabe esperar algunas de las características negativas que se observan en los individuos de esta tipología.

El tipo AB se parece al tipo A en lo que se refiere a la insuficiencia de la secreción gástrica, que le dificulta la digestión de las proteínas de origen animal. Por tanto, aconsejaremos a los individuos del grupo AB que no se excedan en el consumo de carnes. Además, en la elección de éstas tendremos en cuenta la afinidad de estas personas con las del grupo B, y en consecuencia, les aconsejaremos las de carnero, conejo, cordero, pavo y faisán. Por los problemas que les originan, deberán renunciar a las de cerdo y vacuno, así como a las de pollo y anseriformes.

Los sujetos del tipo AB toleran muy bien la leche y sus derivados; el kéfir y el yogur no deben faltar en su minuta, por su acción estabilizadora en el aparato digestivo. También les sientan bien, por lo general, el trigo y sus derivados, con una sola limitación: las personas que padezcan afecciones respiratorias, como el asma y similares, deberán limitar su consumo de harina de trigo y los elaborados de la misma, que favorecen la formación de mucosidad bronquial. La mucosa gástrica es delicada en estas personas y se exponen a sufrir inflamaciones frecuentes. Este hecho se tendrá en cuenta al fijar un régimen alimenticio. También tienen riesgo de cáncer aunque no tan señalado como en los individuos del grupo A. Son frecuentes, en cambio, las dolencias respiratorias (en particular las bronquitis), los parásitos intestinales y las invasiones de hongos (candidiasis). Todo esto puede prevenirse gracias a una alimentación bien elegida, sobre todo reduciendo al máximo el consumo de azúcar refinado (el industrial corriente).

Carnes: la dosis correcta

La dosis de carne recomendada para las personas del grupo AB es de un 1 a un 3 % de la ingesta total, es decir, que las carnes quedan relegadas a un lugar muy secundario en su alimentación y las de aves de corral queda prácticamente excluidas de ella. Las que más les convienen a estas personas son el carnero, el cordero y el conejo.

Frutas: la elección correcta

La mayoría de las variedades son bien asimiladas. En especial, la piña americana, los kiwis, las ciruelas y la uva de mesa son un verdadero bálsamo para el aparato digestivo de estos sujetos. Otras, como por ejemplo los plátanos, el coco, los mangos y las naranjas, suelen indigestárseles.

La piña americana, digestivo de los AB

Oriunda, en un principio, de las Indias Occidentales, hoy también proceden de Sudamérica y otros muchos países. Tiene gran valor para las personas del grupo AB por diversos motivos:

* Les aprovisiona de vitaminas importantes.
* Su asimilación por el aparato digestivo de los AB es óptima.
* Contiene un enzima específico, la bromelaína, de acción anticoagulante y que combate la incrustación de partículas de proteínas y lípidos en la pared interna de los vasos sanguíneos. Además, fracciona las moléculas proteicas, es decir, que facilita la digestión. Si somos del grupo AB y deseamos controlar nuestro peso corporal, tendremos que dar cabida a la piña americana en nuestro régimen varias veces por semana.

La mejor manera de consumir la piña es fresca, o en forma de zumos de elaboración natural (que encontraremos en los establecimientos dietéticos y en los especializados en alimentación naturista). La piña de lata es menos idónea porque tiene perjudicado el contenido en sustancias bioactivas.

Importante para los AB: los derivados fermentados de la leche

Queda dicho que la presencia de la carne ha de ser muy escasa en la dieta de las personas del grupo AB. Ello obliga a buscar otras fuentes de proteínas. Puede encontrarlas en los productos de la leche y, entre éstos, los fermentados, por cuanto favorecen la flora intestinal y además son muy abundantes en vitaminas B.

En la minuta de estas personas van a figurar por tanto, y necesariamente, el kéfir y el yogur. Para la obtención del kéfir en casa, véase lo explicado en la página 121 y siguientes.

Lo conflictivo: el maíz y el alforfón

A las personas del grupo AB, por lo general, les sientan bien los cereales, si bien el trigo y sus derivados se recomienda consumirlos una vez por semana a lo sumo, a fin de evitar una acidificación excesiva del organismo. El alforfón y el maíz, por ejemplo las palomitas, deben evitarlos porque fomentan la formación de depósitos de grasa en estas personas. En cambio la espelta, el mijo y la avena son óptimos para su metabolismo.

La espelta, cereal milagro para los AB

El cultivo de la espelta para usos alimenticios se remonta en Asia a unos cinco mil años atrás. La llegada a Europa fue tardía pero arraigó, sobre todo, en los terrenos pobres de las regiones mediterráneas.

La espelta es una pariente antigua y lejana del trigo, pero menos productiva que éste. El grano está protegido por una envoltura áspera y hay que trillarlo mucho después de la cosecha. Este hecho encarece la espelta y contribuye a su escasa importancia en las modernas economías cerealeras.

En la dieta naturista, por el contrario, tiene un lugar seguro. En primer lugar, porque la envoltura del grano, y por tanto su harina, sufren menos la contaminación, por ejemplo, de fungicidas, pesticidas, etc. Segundo, porque sus lectinas son bien asimiladas por las personas de los grupos sanguíneos B y AB. Por último, no olvidemos su elevado contenido en principios alimenticios. Cierto que contiene menos calcio que el trigo, pero en cambio hay una proporción notablemente superior de magnesio e hidratos de carbono de cadena molecular larga.

La preparación culinaria es similar a la del trigo, aunque con tiempos de cocción algo más breves. El grano se puede encontrar en cualquier establecimiento de productos naturistas y dietéticos. El pan de espelta, incluso, ha penetrado en muchas panaderías convencionales, a consecuencia de la moda creciente de los productos integrales y naturistas.

El llamado «grano verde de espelta» (oscanda) no es una variedad botánica diferente sino el resultado de un tratamiento distinto. Consiste en cosecharlo a la primera madurez para secarlo luego en silos de madera de haya. Este proceso, por desgracia, modifica la composición del producto de tal manera que no sienta bien a las personas del grupo AB. Por eso deben evitarlo.

Grupo AB: lo que engorda

Las carnes rojas
Se digieren mal porque las personas del tipo AB tienen poco ácido gástrico. Además, les dificulta la absorción de otros nutrientes.

El maíz
No «llena», lo cual evidentemente dificulta el cumplimiento de la dieta.

161

El trigo
Ralentiza su metabolismo.

Los plátanos
El metabolismo de los AB los convierte rápidamente en colchones de grasa.

Grupo AB: lo que adelgaza

El té verde
Refina el sentido del gusto y reduce la oxidación de los lípidos en sangre. El procedimiento de preparación ha quedado descrito en el recetario para el grupo A.

El kéfir
Excita la secreción de jugos gástricos y estabiliza la sensación de repleción.

Las verduras
Activan el metabolismo.

La piña americana
Su enzima facilita la digestión de las proteínas y además atenúa la sensación de hambre.

El noni
Fruta que contiene la misma sustancia activa que el ananás o piña americana en grandes concentraciones. Es oriunda de Polinesia, donde la consumían los nativos para matar el hambre durante las épocas de escasez. Además despeja la mente, sin contener cafeína. Muy popular en los Estados Unidos, no ha tenido una introducción demasiado triunfal

en nuestros mercados europeos. El canal principal de adquisición para el noni en forma de zumo sigue siendo por ahora Internet, con la consiguiente falta de garantía en cuanto al origen del producto. No obstante, véase el capítulo 5. Algunas farmacias lo han incluido en sus secciones de parafarmacia presentado como extracto «premium» en polvo.

Lo fundamental es tomar el zumo o el extracto en ayunas, es decir, por la mañana, antes de ingerir ningún otro alimento para asegurar el rápido tránsito del enzima a través del estómago y su absorción intestinal.

👍 Alimentos importantes para el grupo AB

Carnes
- Cordero
- Conejo
- Carnero
- Pavo

Pescado
- Rodaballo
- Bacalao
- Salmón
- Caballa
- Salmonete
- Sardina
- Merluza
- Rape

Harinas y sus elaborados
- Pan de espelta
- Pan esenio
- Harina de avena
- Pan de mijo
- Galletas crujientes de centeno
- Harina de centeno
- Pan de soja

Hortalizas, frutos secos y semillas
- Berenjenas
- Arroz basmati
- Coliflor
- Brécol
- Cacahuetes
- Col rizada
- Pepinos

163

- Ajo
- Castañas
- Arroz natural
- Perejil
- Judías pintas
- Fríjoles
- Remolacha
- Apio
- Tempeh
- Tofu
- Nueces

Frutas y zumos de fruta
- Piña americana
  y su zumo
- Higos
- Pomelos
- Cerezas y su zumo
- Kiwis
- Zumo de papaya
- Ciruelas
- Uvas y mosto
- Limones
- Ciruelas claudias

Lácteos
- Requesón
- Queso fresco,
  queso de Burgos
- Yogur
- Kéfir
- Mozzarella
- Ricota
- Nata agria
- Queso de oveja
- Queso de cabra

Cereales
- Espelta
- Mijo
- Salvado de avena
- Arroz inflado

Bebidas
- Café
- Té verde

Especias
- Jengibre
- Curry
- Cúrcuma

👎 Alimentos conflictivos para el grupo AB

Carnes
- Pato
- Ganso
- Pollo, gallina
- Bovino
- Cerdo
- Tocino
- Caza

Pescado
- Anguila

164

- Anchoas
- Ostras
- Lenguado
- Gambas, camarones
- Mero
- Bogavante
- Cangrejo
- Salmón ahumado

Harinas y sus elaborados
- Fideos de alforfón

Hortalizas, frutos secos y semillas
- Alcachofas
- Aguacates
- Avellanas
- Alubias
- Semillas de calabaza
- Maíz
- Brotes de mungo
- Pimientos
  de cualquier variedad
- Rábanos
- Rábano picante
- Sésamo
- Setas *Shiitake*
- Pipas de girasol
- Topinambur

Frutas y zumos
- Plátano
- Granada
- Guave
- Coco
- Mango
- Naranja y su zumo
- Ruibarbo

Lácteos
- Quesos azules
- Queso Brie
- Mantequilla
- Suero de leche
- Leche entera
- Camembert
- Parmesano
- Helados

Cereales
- Alforfón
- Copos de maíz

Bebidas
- Refrescos de cola
- Limonadas
- Té negro
- Licores

Especias
- Anís
- Pimienta de cayena
- Vinagre
- Alcaparras
- Pimienta

Varios
- Gelatinas
- Aceite de sésamo
- Aceite de girasol
- Ketchup de tomate
- Salsa Worcester

165

Recetario para el grupo AB

Recetas sabrosas para todas las ocasiones

Para untar el pan: tofu con apio de montaña y perejil

`0` `A`

Importancia para el grupo AB:

Procedente de Asia, el tofu se elabora a partir del haba de soja hervida. Es rico en proteínas y está exento de colesterol y ácidos grasos malsanos.Las personas del tipo AB suelen asimilarlo muy bien; sin embargo, el tofu a veces es responsable de ocasionales reacciones alérgicas. Si no lo conoce todavía el lector, se le aconseja que empiece probando una pequeña cantidad.

Ingredientes:

200 g de tofu
1 cucharada de aceite de oliva
1 cucharilla de salsa de soja
2 cucharadas de zumo de limón
2 dientes de ajo chafados
1 cebolla de primavera picada
1 cucharilla de perejil picado
1 cucharilla de apio de montaña picado
Sal

Preparación:
Chafar el tofu con un tenedor y añadirle el aceite removiéndolo todo para obtener una masa cremosa. Agregar el resto de los ingredientes y mezclarlos bien. Sazonar de sal al gusto.

Sopa de espelta y cebolla

A | B

(para 2 personas)

Importancia para el grupo AB:
La espelta figura entre los cereales de fácil asimilación para estas personas. Normalmente esta sopa se aromatiza con pimienta, pero ésta está contraindicada para los AB, así que se hará con salvia y cúrcuma.

Ingredientes:
4 cebollas
1 cuchara de aceite de colza
600 ml de caldo de verduras
80 g de espelta finamente molida
1 cucharilla de salvia picada
1 punta de cúrcuma en polvo
2 cucharadas de nata agria
2 cucharadas de cebollitas picadas
2 porciones de queso Gouda

Preparación:
Pelar las cebollas y cortarlas en anillos. Pasar el aceite a una cacerola y saltear los anillos de cebolla. Cuando esté a punto, se añade el caldo de verduras y se le da 10 minutos de hervor. Añadir la espelta, removiendo todo, y dejar a fuego medio durante 10 minutos más para que se hinche.

Agregar seguidamente la nata agria, las cebollitas, la salvia y la cúrcuma, sin dejar de remover la mezcla.

Se dispone en dos platos. Trocear las porciones de queso y repartirlas entre las dos raciones.

Ensalada de berro
(para 2 personas)

Importancia para el grupo AB:
Una pieza clásica de la cocina francesa. Todos los ingredientes de la ensalada los asimilan sin dificultad las personas del grupo AB, pero usar el jengibre con tiento ya que el berro es de por sí bastante picante.

Ingredientes:
1 puñado de berro picado
1 puñado de endibias picadas
1 puñado de col china picada
3 cucharadas de aceite de oliva
3 cucharadas de zumo de limón
Nuez moscada rallada
Sal
Jengibre en polvo

Preparación:
Mezclar el berro, las endibias y la col y disponer todo en dos platos. Mezclar el aceite de oliva, el zumo de limón y las especias al gusto, y aliñar con ello la ensalada.

Para ocasiones especiales:
fritada de espelta y hortalizas
(para 4 personas)

Importancia para el grupo AB:
La espelta es uno de los cereales que los AB pueden consumir sin problemas. En esta receta se le añaden hortalizas fácilmente digeribles. Desde el punto de vista alimenticio no deja nada que desear, y además resulta sabrosa.

Ingredientes:
250 g de espelta en grano
Un litro de agua
500 ml de caldo de verduras
2 cebollas
3 dientes de ajo
300 g de zanahorias
2 cebollitas
5 g de jengibre fresco
2 cucharadas de aceite de oliva
Sal
50 g de queso Gouda

Preparación:
La víspera, dejar en remojo los granos de espelta en un litro de agua. Desechar el agua y añadir a la espelta el caldo de verduras. En un recipiente tapado tenerlo a fuego lento de 20 o 25 minutos; luego retirarlo y sin destaparlo, dejar que repose un rato más.

Mientras tanto, pelar las cebollas y cortarlas a daditos. Limpiar las zanahorias, pelarlas y cortarlas a rodajas. Limpiar las cebollitas y cortarlas en anillos. Pelar el jengibre y rallarlo. Calentar el aceite en la sartén. Chafar en ella los dientes de ajo y saltear la cebolla, la zanahoria y los aros de cebollitas. Inmediatamente añadir removiendo todo la espelta y freír unos 3 minutos más.

Añadir removiendo, el jengibre y corregir de sal al gusto. Rallar el queso de Gouda y espolvorearlo sobre la sartén. También puede usarse cualquier otro queso rallado siempre y cuando no sea parmesano, que no sienta bien a las personas del grupo AB.

Almuerzo o cena de: manzanas con queso de cabra y ensalada

B

(para 4 personas)

Importancia para el grupo AB:
La parte fundamental es el queso de cabra, muy bien tolerado por los AB.

Ingredientes:
4 manzanas ácidas
150 g de queso de cabra
100 g de requesón
2 cucharadas de emmental rallado
150 g de lechuga silvestre
50 g de endibias
2 cucharadas de zumo de limón
Sal de hierbas
Curry en polvo
4 cucharadas de aceite de oliva
2 cucharadas de cebollitas picadas

Preparación:
Cortar las manzanas longitudinalmente por la mitad, y vaciar los corazones. Se chafa el queso de cabra y el requesón con un tenedor y se mezclan bien. Añadir el emmental y sazonar con sal de hierbas al gusto.

171

Rellenar las mitades de manzana con la masa de quesos y ponerlas de 15 a 20 minutos en el horno precalentado a 220ºC. Mientras tanto, limpiar la ensalada, lavarla y escurrirla. Mezclar el zumo de limón, la sal, el curry y el aceite para el aliño.

Disponer la ensalada en 4 platos y sobre ella 2 mitades de manzana para cada uno.

Un plato especial de carne para los AB: B
muslo de conejo al horno con albaricoques
(para 4 personas)

Importancia para el grupo AB:

La carne de conejo es de las pocas que realmente aprovecha el aparato digestivo de estas personas. En esta receta se complementa, además, con hortalizas de fácil asimilación.

Ingredientes:
600 g de patatas
2 tallos de puerro
4 tallos de apio fresco
4 muslos de conejo (de 250 g)
100 g de albaricoques secos
3 dientes de ajo
1 ramillete de tomillo
2 cucharadas de semillas de hinojo
1 cucharada de semillas de cardamomo
1 hoja de laurel
120 ml de vino blanco
500 ml de caldo de verduras
4 cucharadas de salsa de soja
2 cucharadas de miel

172

Preparación:
Pelar las patatas y cortarlas a rodajas. Cortar los puerros y el apio en anillos de 1 cm de ancho. Saltear los muslos de conejo en la cacerola.

Se pica el ajo y se agrega junto al tomillo, el hinojo, las semillas de cardamomo y la hoja de laurel. Cuando la carne esté a punto, echar el vino blanco, llevar a ebullición y añadir el caldo, la salsa de soja y la miel.

Previamente se habrá precalentado el horno a 200°C. Se pasa el guiso a la cazuela y se tiene así durante 30 minutos, después de los cuales se añaden las patatas, los puerros, el apio y los albaricoques secos troceados. Todo junto se tendrá en cocción media hora más.

El poder de las vitaminas: kéfir con kiwi [A] [B]
(para 1 persona)

Importancia para el grupo AB:
El kéfir y el kiwi son asimilados óptimamente por las personas de grupo sanguíneo AB. Además, el kiwi garantiza un sustancial aporte de vitamina C. Es una bebida muy aconsejable para las jornadas frías de otoño e invierno.

Ingredientes:
1 kiwi
1 cucharilla de miel
125 g de kéfir

Preparación:
Partir el kiwi por la mitad y sacar la pulpa con una cuchara. Mezclar con miel en la batidora y reducir a consistencia de puré agregando el kéfir en el último momento.

Para los AB:
cóctel de espinacas con hierbas

A   B

(para 4 personas)

Importancia para el grupo AB:
  Las espinacas figuran entre las hortalizas que sientan bien a los de este grupo.

Ingredientes:

150 g de espinacas frescas
Medio ramillete de perejil fresco
1 manojo de cebolletas
Medio ramillete de eneldo
4 ramitas frescas de menta piperita
o 1 cucharilla de lo mismo en seco
450 g de yogur
El zumo de 1 limón
2 cucharadas de aceite de oliva
Sal
Azúcar

Preparación:

Lavar las espinacas, quitarles los troncos y echarlas un minuto en agua hirviendo. Pasarlas en seguida por el chorro de agua fría y escurrirlas. Formar un puré en la batidora con ellas y el resto de los ingredientes, excepto la sal y el azúcar. Sazonar este cóctel con sal y azúcar al gusto, pasarlo por un tamiz y disponerlo en copas anchas.

Nota particular:

En vez de espinacas también sirve el diente de león, puesto que lo asimilan bien las personas de este grupo.

Desayuno de arroz con higos
(para 2 personas)

B

Importancia para el grupo AB:
El arroz natural, los higos y el yogur son muy digestivos para estas personas. Tenemos aquí un desayuno muy abundante en vitaminas del tipo B.

Ingredientes:
250 ml de leche
60 g de arroz natural
75 g de higos secos
Media cucharilla de vainilla en polvo
2 cucharadas de miel
150 g de yogur

Preparación:
Calentar la leche y añadirle la vainilla y el arroz, removiendo todo. Tapar y cocer a fuego lento.
Lavar los higos en agua caliente, escurrirlos y cortarlos a trozos pequeños.
Ahuecar el arroz hervido con un tenedor y endulzarlo con la miel. Mientras se enfría, lo mezclamos con los higos y por último, con el yogur.

Combinado de fruta con hortalizas I
(para 2 personas)

A B

Importancia para el grupo AB:
Los ingredientes principales son el yogur y el apio, de óptima asimilación para el aparato digestivo de las personas del grupo AB.

175

Ingredientes:
6 tallos de apio tierno
40 g de lechuga silvestre
3 peras frescas
150 g de yogur
1 cucharilla de zumo de limón

Preparación:
Limpiar el apio y cortarlo en trozos de 1 cm. Lavar bien la lechuga y escurrirla. Lavar las peras, pelarlas, despepitarlas y trocearlas. Batir el yogur y el zumo de limón a punto de crema.

Disponer las peras y el apio en dos platos, adornarlos con la lechuga y aliñar el combinado con la salsa de yogur.

Combinado de fruta con hortalizas II

B

(para 2 personas)

Importancia para el grupo AB:
Las coles que se citan, las nueces y las zanahorias figuran en la lista de alimentos positivos para el grupo AB. La combinación con los albaricoques aporta una notable mejoría de sabor.

Ingredientes:
Media col de China
2 salsifíes negros
Media coliflor
2 zanahorias
2 cebollas de primavera
Media taza de nueces picadas

Para el aliño:
1 taza de albaricoques secos
2 cucharadas de aceite de oliva
Media cucharilla de jengibre en polvo
2 dientes de ajo
Sal

Preparación:
Los albaricoques se tendrán toda la noche en remojo con agua o té Rooibos.
Pelar los ajos, chafarlos y pasarlos a la batidora con todos los ingredientes del aliño. Se reduce todo a puré y se sazona con sal al gusto. Lavar la col china y trocearla. Pelar el salsifí, lavarlo y trocearlo. Lavar la coliflor y separarla en rosetas. Pelar las zanahorias, lavarlas y trocearlas. Pelar las cebollas y cortar en anillos delgados.
Disponer circularmente las hojas de col china en los platos y repartir con un poco de gracia las demás hortalizas. Se sirve y cada comensal se lo aliña a su gusto con el puré de albaricoques y la nuez picada.

Un entrante: | 0 | A | B |
albóndigas de salmón
(para 2 personas)

Importancia para el grupo AB:
El salmón figura entre los pescados que sientan bien a las personas del grupo AB. Entre otras cosas, les aporta valiosas proteínas y ácidos grasos saludables. Para darle sabor es preferible el jengibre ya que los AB tienen prohibida la pimienta. El perejil figura asimismo entre los condimentos que movilizan el metabolismo de estas personas.

177

Ingredientes:
Filetes de salmón fresco (250 g)
1 cebolla de primavera
1 ramillete de eneldo
1 ramillete de perejil
Zumo de limón
Sal
Jengibre

Preparación:
Cortar el filete de salmón a dados pequeños. Picar asimismo muy finos la cebolla, el eneldo y el perejil y mezclarlo todo con el pescado. Sazonar con sal, jengibre y jugo de limón al gusto. Se sirve formando 2 albóndigas.

Nota particular:
Tiene buen sabor en crudo pero puede sofreírse ligeramente. En este caso, y si va a ser consumido por personas del grupo AB, puede añadirse un huevo, que además de aportar proteínas ayudará a formar las albóndigas. Naturalmente, la presencia del huevo aumentará la sensación de saciedad.

Crema fría de pepino
(para 2 personas)

| A | B |

Importancia para el grupo B:
La fuerza de esta receta para el grupo B reside en la preponderancia del yogur y el pepino, que les sientan muy bien.

Ingredientes:
1 pepino
1 cebolla de primavera

1 cucharada de eneldo picado, o menta
El zumo de medio limón
500 ml de caldo vegetal
500 g de yogur
1 diente de ajo
Sal
Pimentón dulce

Preparación:
Pelar el pepino «mitad y mitad» (dejando dos tiras de la cáscara). Cortar a rodajas y reducirlo a puré en la batidora. Pelar la cebolla de primavera y cortarla en anillos. Pasar a la batidora junto con el eneldo, el zumo de limón, el caldo de verduras y el yogur. Mezclarlo todo y finalmente pelar el diente de ajo y chafarlo dentro de la crema. Sazonar con sal y pimentón al gusto.

Una comida rápida: tortilla de mozzarella

$\rightarrow$0   B

(para 2 personas)

Importancia para el grupo AB:
    La mozzarella abunda en proteínas muy valiosas para los individuos de este grupo.

Ingredientes:
300 g de cóctel ultracongelado de hortalizas
(coliflor, guisantes, zanahoria)
4 huevos
1 cucharada de perejil picado
1 cucharada de albahaca picada
Sal

200 g de mozzarella
1 cucharada de mantequilla

Preparación:
Derretir la mantequilla en la sartén, añadir las hortalizas y taparlas para que se descongelen. Calentar a fuego medio de 5 a 10 minutos.

Mientras tanto, batir los huevos en una fuente con la sal, la albahaca y el perejil. Cortar el queso a daditos.

Echar el huevo batido en la sartén y espolvorearlo con mozzarella. Freír a fuego lento durante 3 o 4 minutos hasta que haya cuajado la tortilla.

La dieta de 7 días para el grupo AB

Ingredientes que utiliza (para 1 persona)

Cereales y sus elaborados
- 2 rebanadas de pan de espelta
- 7 rebanadas de pan de mijo
- 6 galletas crujientes de centeno
- 40 g de sémola de grano verde de espelta
- 17 cucharadas de arroz inflado
- 125 g de tallarines
- 80 g de macarrones
- 75 g de arroz
- 1 cucharada de harina

Hortalizas, frutos secos y semillas
- 100 g de patatas
- 250 g de espinacas
- 700 g de berenjenas

- 100 g de pepino
- 25 g de alfalfa germinada
- 50 g de puerro
- 120 g de zanahorias ultracongeladas
- 30 g de apio tierno
- 2 cebollas
- 5 cebolletas
- 4 dientes de ajo
- 400 g de *zucchini*
- 50 g de guisantes
- 50 g de champiñones
- 100 g de setas
- Cebollinos
- Eneldo
- Cóctel de hierbas ultracongelado
- 1 cucharada de nuez picada

Frutas al natural o secas, zumos
- 500 g de ciruelas en conserva
- 80 g de ciruelas al natural
- 1 racimo grande de uvas
- 1 manzana roja pequeña
- 1 rodaja de piña americana fresca
- 1 kiwi
- 30 ml de zumo de manzana
- 3 cucharadas de zumo de limón
- Zumo de lima

Carnes
- 150 g de filete de cordero
- Paté de hígado para untar

Pescados
- 200 g de trucha

Lácteos
- 2 porciones de 30 g cada una de queso de cabra
- 100 g de queso de oveja
- 2 porciones de requesón o queso de Burgos
- 2 porciones de queso de cabra
- 50 g de queso fresco o de Burgos
- 850 g de yogur
- 900 g de kéfir
- 100 g de nata agria

Bebidas
- Té verde
- Café (tolerado)
- Zumo de zanahorias
- Mosto o zumo de cerezas

Especias y hierbas aromáticas
- Azúcar
- Sal
- Orégano
- Pimentón
- Laurel
- Salvia
- Nuez moscada
- Curry
- Cúrcuma
- Cilantro
- Jengibre
- Rábano

- 350 ml de caldo de pollo
- 150 ml de caldo de verduras
- 125 ml de caldo de carne

Varios
- Aceite de oliva
- Aceite de colza
- Manteca para freír
- 125 g de tofu
- Mostaza
- 2 huevos
- Vino blanco
- Vinagre de vino blanco
- Mermelada de albaricoque

Si no se va a seguir el régimen estricto, se añade pan de mijo, arroz y patatas.

LUNES

Desayuno: A   B
yogur de ciruelas con arroz inflado
(para 1 persona)

Ingredientes:
250 g de ciruelas de conserva
300 g de yogur o de kéfir
1 cucharada de arroz inflado

Preparación:
Reducir a puré la fruta en la batidora y mezclarla con el yogur o el kéfir; añadir el arroz inflado al final.
Se acompaña con 1 o 2 tazas de té verde o café.

183

Comida: sopa de grano verde de espelta B
(para 1 persona)

Si no se va a seguir la dieta estricta, puede servirse como entrante seguido de los muslos de conejo, cuya receta figura al principio de este capítulo. En este caso las cantidades señaladas en la receta se entenderán para 4 personas.

Ingredientes:
40 g de sémola de grano verde de espelta
1 cebolla pequeña
1 diente de ajo
1 cucharada de aceite de oliva
350 ml de caldo de pollo
200 g de zucchini
50 g de champiñones
2 cucharadas de perejil picado
1 punta de nuez moscada rallada
Sal
1 cucharada de nata agria o nata batida

Preparación:
Pelar la cebolla y el ajo y picarlos finamente. Saltearlos un poco en la cacerola con aceite de oliva. Añadir la sémola y se freír todo un rato mientras se remueve.

Cuando haya tomado color, añadir el caldo de pollo y dar un breve hervor. Reducir la llama y tapar el recipiente para dar unos 20 minutos de cocción.

Mientras tanto, lavar los calabacines, quitar los tallos y cortar a daditos. Limpiar los champiñones y cortarlos a rodajas.

Cuando se haya inflado la sémola, agregar los calabacines, las setas y el perejil. Removerlos un par de veces, sazonarlos con nuez moscada y sal y añadir la nata removiendo todo una vez más. Corregir de condimentos en caso necesario añadiendo agua.

Se acompaña con 1 o 2 tazas de té verde o 1 vaso de kéfir.

Cena: queso de cabra en adobo | 0 | A | B |
(para 4 personas)
(atención al tiempo de elaboración)

Ingredientes:
8 porciones de queso de cabra de 30 g cada una
500 ml de aceite de oliva
4 hojas frescas de salvia
1 cucharilla de orégano
2 dientes de ajo
1 hoja de laurel

Preparación:
Disponer por capas en un bote de cristal el queso con las hierbas y los dientes de ajo chafados. Cubrir con aceite y dejarlo en adobo 24 horas como mínimo. Se sirve acompañado de 2 rebanadas de pan de espelta por persona.

Para beber, 1 vaso de zumo de zanahoria o de mosto.

MARTES

Desayuno
(para 1 persona)

2 rebanadas de pan de mijo o 3 galletas crujientes de centeno untadas con algo de pasta de hígado. Se acompaña con 1 taza de té o café y un vaso de kéfir.

Comida: tallarines con espinacas →0 A →B
(para 2 personas)

Ingredientes:
300 g de espinacas
Media cebolla
250 g de tallarines
2 cucharillas de aceite de oliva
80 ml de caldo vegetal
Medio manojo de cebollitas
2 cucharillas de rábano en conserva
2 cucharadas de nata agria y sal

Preparación:
Limpiar las espinacas y lavarlas a conciencia. Escurrirlas y picarlas (no demasiado). Pelar las cebollas y cortarlas a trocitos pequeños. Lavar las cebolletas y cortarlas a rodajas pequeñas. Para los tallarines, poner a hervir agua con una pizca de sal y añadirle una cucharilla de aceite de oliva. Cocer a fuego medio o fuerte hasta que estén «al dente».

Calentar una cucharilla de aceite de oliva en una cacerola y saltear la cebolla hasta que pierda el color. Añadir las espinacas y rehogarlas brevemente. Echar el caldo de verduras, sazonarlo con sal y hervir a fuego medio hasta que se hayan ablandado las espinacas. Añadir el rábano y la nata agria. Escurrir los tallarines y mezclarlos con las espinacas. Se sirven en 2 platos y se adornan con las rebanadas de cebolleta.

Se acompaña con 1 o 2 tazas de té verde.

Cena: ensalada de arroz con berenjenas B
y queso de oveja
(para 4 personas)

Ingredientes:
150 g de arroz
2 berenjenas
200 g de queso de oveja
100 g de guisantes tiernos
1 manojo de cebolletas
9 cucharadas de aceite de oliva
3 cucharadas de vinagre de vino blanco
2 cucharadas de mostaza
Sal

Preparación:
Hervir el arroz y cuando esté a punto, enfriarlo con agua abundante. Cortar las berenjenas a dados, sazonarlas con sal y dejar que reposen unos 10 minutos. Luego las chafarlas un poco dentro de un paño de cocina y freírlas a fuego vivo en una sartén con unas gotas de aceite.

Hacer migas el queso de oveja. Limpiar los guisantes y cocerlos unos 2 minutos. Cortar las cebolletas en rodajas. Mezclar el aceite, el vinagre y la mostaza y sazonar la salsa resultante con sal al gusto. Por último, mezclar todos los ingredientes así preparados y servirlos. Se acompaña con 1 o 2 vasos de mosto o un zumo de zanahoria o cereza.

MIÉRCOLES

Desayuno: tortilla de piña   0   A   B
(para 1 persona)

Ingredientes:
2 huevos
1 cucharada de nata agria

1 rodaja de piña fresca
Sal
Pimentón dulce
Manteca para freír

Preparación:
Limpiar la rodaja de piña para quitarle la parte leñosa y la corteza, trocearla y reservarla en un plato.

Pasar los huevos con la nata y un poco de sal a una fuente y batirlos a punto de espuma. Echar un poco de manteca para freír en la sartén y calentarla. Se vierte el huevo batido al tiempo que se mueve la sartén en sentido circular. Cuando empiece a cuajar, pasar la paleta por debajo de la tortilla para desprenderla del fondo de la sartén y darle la vuelta. Cuando esté a punto la tortilla, disponerla sobre los trozos de piña y espolvorearla con pimentón.

Se acompaña de 1 o 2 tazas de café o té verde.

Mediodía:　　　　　　　　　　　0 　→B
cazuela de cordero con zucchini
(para 2 personas)

Ingredientes:
1 filete de cordero (300 g)
1 cebolla pequeña
1 diente de ajo
Unos 400 g de calabacines
2 cucharadas de aceite de colza
250 ml de caldo de carne
Sal
1 cucharilla de tomillo seco
1 cucharada de zumo de limón

Preparación:
Cortar el filete de cordero a dados. Calentar el aceite en una cacerola y saltear la carne a fuego vivo durante unos 5 minutos. Previamente habremos pelar y picar la cebolla y el ajo, que se añade a la carne. Lavar los calabacines y limpiarlos. Cortarlos a rodajas sobre la cacerola para que vayan cayendo en ella. Removerlos y rehogarlos brevemente.

Destapar la cacerola, añadir el caldo de carne y hervir todo brevemente. Sazonar el guiso con sal, tomillo y zumo de limón. Bajar el fuego, tapar la cacerola y volver a cocer durante 10 minutos.

Se acompaña con 1 o 2 tazas de té verde.

Cena: berenjenas con yogur al pimentón   B
(para 2 personas)

Ingredientes:
400 g de berenjenas
2 cucharadas de aceite de oliva
300 g de yogur (bajo en grasas máx. 3,5%)
1 cucharilla rasa de pimentón dulce
2 cucharadas de cebolleta picada
Sal

Preparación:
Quitar los tallos de las berenjenas, lavarlas y cortarlas a dados grandes. Calentar el aceite en la cacerola, echar las berenjenas y taparlas para que se rehoguen. Añadir algo de agua si es necesario.

Mientras tanto remover el yogur para añadirle el pimentón y la cebolleta y sazonarlo de sal al gusto.

Sacar de la cacerola los dados de berenjena, dejar que se enfríen y mezclarlos con el yogur.

Se acompaña con 1 o 2 vasos de zumo de zanahoria, de cereza o de uva.

JUEVES

Desayuno: yogur de ciruelas con nueces | A | B |
(para 1 persona)

Ingredientes:
250 g de ciruelas en conserva
300 g de yogur o de kéfir
1 cucharada de nueces picadas

Preparación:
Pasar la fruta por la batidora y mezclarla con el yogur o el kéfir; finalmente añadirle la pulpa de nuez picada.

Se acompaña con 1 o 2 tazas de té verde o café.

Comida: ensalada de queso | B |
y apio con ciruelas
(para 4 comensales)

Ingredientes:
200 g de puerro
100 g de apio fresco
250 g de ciruelas
2 manzanas rojas pequeñas
200 g de requesón
300 g de yogur
1 tacita de nata batida o nata agria

100 g de mermelada de albaricoque
2 cucharillas de curry
1 cucharilla de zumo de limón

Preparación:
Limpiar los puerros, lavarlos y cortarlos en anillos delgados. Ponerlos un minuto en agua hirviendo, colarlos y enfriarlos en el grifo. Limpiar el apio y trocearlo. Lavar las ciruelas y las manzanas, cortarlas por la mitad, deshuesarlas y volver a cortarlas en forma de gajos. Trocear el queso y cortarlo a tiras. Mezclarlo con las hortalizas y la fruta. Batir el yogur, la nata, el zumo de limón, la mermelada y el curry hasta obtener una salsa cremosa que se vierte en la ensalada mientras se remueve todo. Antes de servir dejar reposar una hora.
Se acompaña con 1 o 2 vasos de mosto o zumo de cerezas.

Cena: ensalada de arroz con berenjenas y queso de oveja

Es la receta del martes.Se acompaña con 1 o 2 vasos de mosto o zumo de cerezas o de zanahoria.

VIERNES

Desayuno:
arroz inflado con kiwi y yogur

| A | B |

(para 1 persona)

Ingredientes:
1 tazón grande de arroz inflado
1 kiwi
150 g de yogur

191

Preparación:
Cortar el kiwi por la mitad, sacarle la pulpa a trocitos con una cucharilla y pasarlo a una fuente. Mezclar con el yogur y el arroz inflado.
Se acompaña con 1 o 2 tazas de té verde o café.

Comida: tofu con setas
A

(para 4 personas)

Ingredientes:
500 g de tofu
400 g de setas
4 cucharadas de aceite de oliva
2 cucharadas de harina
120 ml de zumo de manzana
120 ml de caldo de verduras
Sal
1 cucharilla de jengibre en polvo

Preparación:
Cortar el tofu en rodajas de medio cm y secarlo bien con un paño.
Limpiar las setas y cortarlas en juliana.
Calentar el aceite en la sartén, sofreír las rodajas de tofu y llevarlas al borde de la sartén.
Añadir las setas, sofreírlas y sazonarlas con sal y jengibre. Cuando todo haya tomado un color vistoso, espolvorearlo con harina y echar el zumo de manzana y el caldo de verduras. Dejar que entre en breve ebullición y retirarlo del fuego. Como guarnición, acompañan muy bien unas patatas o un poco de ensalada fresca. Para beber 1 o 2 tazas de té verde.

192

Cena
(para 1 persona)

2 rebanadas de pan de mijo o 3 galletas crujientes de centeno untadas con un poco de pasta de hígado. Para beber, 1 o 2 vasos de kéfir.

SÁBADO

Desayuno
(para 1 persona)

2 rebanadas de pan de mijo o 3 galletas crujientes de centeno con sendas porciones de requesón o queso de Burgos. Se acompaña con 1 o 2 tazas de té verde o café.

Comida: →0 A →B
macarrones con espinacas y pepino
(para 4 personas)

Ingredientes:
250 g de macarrones
250 g de espinacas
Medio pepino de ensalada
100 g de alfalfa germinada
1 ramillete de eneldo
1 diente de ajo
1 cucharilla de mostaza
2 cucharadas de zumo de limón
2 cucharadas de nata agria
1 cucharilla de cúrcuma molida
4 cucharadas de aceite de oliva

Elaboración:

Para los macarrones, hervir agua en abundancia con un poco de sal y una cucharada de aceite de oliva. Cocerlos a fuego medio o fuerte.

Mientras tanto, lavar las espinacas a fondo y darles un breve hervor en agua con sal. Luego, escurrirlas y picarlas no muy finas. Pelar el pepino y rallarlo. Lavar y escurrir la alfalfa germinada. Lavar el eneldo y picarlo muy fino.

Para el aliño se pela el diente de ajo y se chafa dentro de la nata agria. Se mezcla con la mostaza y el zumo de limón, y todo esto se sazona con sal y cúrcuma. Luego, se añade el aceite cucharada a cucharada, batiendo la salsa al mismo tiempo con fuerza. Enfriar los macarrones, escurrirlos y mezclarlos con las espinacas, el pepino, los brotes y el eneldo. Seguidamente aliñarlos con la salsa.

Se acompaña con 1 o 2 tazas de té verde.

Cena: berenjenas con yogur al pimentón

Es la receta del miércoles.

Se acompaña con 1 vaso de mosto o zumo de cerezas o de zanahoria.

DOMINGO

Desayuno: kéfir con uva y arroz inflado   A   B
(para 1 persona)

Ingredientes:
1 tazón grande de arroz inflado
1 racimo grande de uva de mesa
1 vaso de kéfir

194

Preparación:
Separar los granos de uva y mezclarlos en una fuente con el kéfir y el arroz inflado.

Se acompaña con 1 o 2 tazas de té verde o café.

Comida: →B
trucha en salsa de soja a las hierbas
(para 4 personas)

Ingredientes:
450 g de zanahoria ultracongelada
400 g de patatas
1 trucha grande (aprox. 800 g)
Aceite de colza
Sal
1 cucharilla de orégano
1 cucharilla de cilantro molido
1 punta de nuez moscada en polvo
Zumo de limón
Para la salsa de soja con hierbas:
120 ml de caldo vegetal
120 ml de vino blanco
4 cucharadas de salsa de soja
1 manojo de hierbas variadas (o 1 caja pequeña de hierbas ultracongeladas)

Preparación:
Lavar las patatas, pasarlas a una olla con agua y cocerlas con la piel. Descongelar las zanahorias en una cacerola con un poco de agua, pero sólo hasta que se despeguen.

Pelar las patatas hervidas y cortarlas en rebanadas algo gruesas. Pasar a una bandeja las patatas y la zanahoria, removerlas, especiarlas y disponerlas sobre una hoja de aluminio de 60 a 70 cm de largo (la cara brillante del aluminio por fuera).

Para la salsa de soja, lavar el manojo de hierbas, picarlas y pasarlas a la sartén con el caldo de verduras, el vino blanco y la salsa de soja. Cuando rompa a hervir quitar la mezcla del fuego y dejar que se enfríe.

Se sazona el pescado con sal, pimienta y zumo de limón, se coloca sobre las hortalizas, se remoja uniformemente con la salsa de soja y se envuelve todo en la hoja de aluminio procurando cerrar bien. El pescado así preparado se pasa a un molde de pyrex, se cubre con agua y se introduce en la bandeja mediana del horno precalentado a 200°C, de 20 a 30 minutos. Sacarlo (con las debidas precauciones) del baño y servirlo sin abrir.

Se acompaña con 1 o 2 tazas de té verde.

Cena
(para 1 persona)

2 rebanadas de pan de mijo o 3 galletas crujientes de centeno, untadas con queso de cabra o con una porción de tofu.

Se acompaña con 1 o 2 vasos de cerveza o de vino.

Índice de recetas

Los símbolos ☐0☐, ☐A☐, ☐B☐, ☐AB☐ indican que la receta, además de recomendable para el grupo en que figura, también es compatible para los grupos citados; mientras que ☐→0☐, ☐→A☐, ☐→B☐, ☐→AB☐ indican que se puede adaptar mediante pequeñas modificaciones, por ejemplo cambiar nueces por almendras, a cuyo efecto se consultarán las listas de alimentos admitidos y prohibidos del grupo que interese.

Recetas para el grupo 0

197

• Filete de ternera con hortalizas	**B**	49
• Filetes de bacalao con pimientos	**B**	64
• Filetes de bacalao sobre juliana de hortalizas	**A** **B** **AB**	52
• Fritada de hígado con manzanas		50
• Gambas a la salvia		61
• *Gulasch* con salsa de ciruelas confitadas	**B**	41
• Hortalizas a las finas hierbas	**→A**	46
• Manzanas al horno con relleno de carne		60
• Medallones de venado	**→B**	66
• Mero al horno		56
• Puerros y calabacines al curry		40
• Queso de cabra en adobo	**A** **B** **AB**	68
• Solomillo de buey al curry con calabaza y mango	**B**	47
• Solomillo de buey con brécol	**B**	48
• Solomillo de ciervo con guindas	**B**	51
• Sopa de cebada	**A** **AB**	62
• Té Pu-Erh		33
• Té Rooibos		36

Recetas para el grupo A

• Acelgas con pasas	**→0** **→B** **→AB**	109
• Albondiguillas de cebada	**→0** **→AB**	105
• Arroz con guiso de verduras	**→B** **→AB**	88
• Brécol en adobo	**→0** **→B** **→AB**	87
• Calderada de apio con albaricoque	**→0** **→B** **→AB**	115
• Cazuela de arroz con verduras		107
• *Chutney* de mango y menta	**0** **B** **AB**	89
• Ensalada de endibias con nueces	**→0** **→B** **→AB**	104
• Ensalada de espárragos y tofu	**0** **AB**	90

198

Recetas para el grupo B

Recetas para el grupo AB

201

Bibliografía

D'Adamo, Peter, *4 Blutgruppen – 4 Strategien für ein gesundes Leben*, Munich y Zurich, Piper.

D'Adamo, Peter, *4 Blutgruppen – Das Kochbuch fúr ein gesundes Leben*, Munich y Zurich, Piper.

Blancher, Antoine, *Molecular Biology and Evolution of Blood Group and MHC Antigens in Primates*, Berlín, Springer.

Heßmann-Kosaris, Anita, *Die Blutgruppen-Diät*, Munich, Mosaik.

Prokop, Otto y Werner Göhler, *Die menschlichen Blutgruppen*, Stuttgart y Nueva York, Gustav Fischer Verlag.

Spielmann, Will y Peter Kühnl, *Blutgruppenkunde*, Suttgart y Nueva York, Georg Thieme.

Zittlau, Jörg, *Die Ideal-Diät für Ihre Blutgruppe*, Munich, Econ-Taschenbuch.

Índice

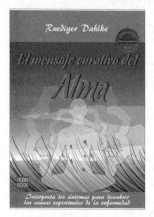

EL MENSAJE CURATIVO DEL ALMA
Ruediger Dahlke

Cómo interpretar los síntomas para descubrir las causas espirituales de la enfermedad.
Junto a detallados análisis de las más diversas enfermedades y su significado para el afectado, Dahlke se ocupa muy detalladamente de cómo tratar cada una de ellas. Así, el médico y psicoterapeuta describe en este libro una gran cantidad de cuadros patológicos concretos con el objetivo de ayudar al lector a leer e interpretar sus propios síntimas y establecer con posterioridad la relación con las causas espirituales de la enfermedad. Se trata de un libro irreemplazable, muy adecuado como obra de consulta y para le estudio profundo de la interrelación entre cuerpo y alma.
· Las enfermedades leves de la piel como los hongos o las verrugas.
· Cómo interpretar los síntomas de numerosos trastornos de la salud.
· Un estudio del cáncer desde sus vertientes fisiológica, cultural y social.
· Los problemas glandulares como el hiper y el hipotiroidismo.
· Las afecciones relacionadas con la columna vertebral, los vicios posturales, las escoliosis y las lesiones espinales.

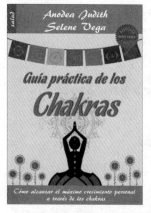

GUÍA PRÁCTICA DE LOS CHAKRAS
Anodea Judith y Selene Vega

La recuperación de la mente, el cuerpo y el espíritu a través de los chakras.
Un libro sumamente práctico que nos ofrece gran número de ejercicios físicos, técnicas de respiración, medtaciones, visualizaciones, ejercicios de autoexploración y autoconocimiento para equilibrar, restaurar el funcionamiento correcto de los chakras y descubrir cómo se manifiesta en todos los aspectos de nuestra vida cotidiana.
· Cómo aliviar algunos trastornos físicos, como el estreñimiento, la anorexia o las afecciones de garganta.
· Cómo lograr una perfecta correspondencia entre cada uno de los chakras principales.
· Cómo aprender a abrir y cerra los chakras, lograr un perfecto equilibrio entre los chakras superiores e inferiores y remover los bloqueos energéticos.
· De qué manera puede alcanzarse una sexualidad más plena e íntimamente relacionada con la emotividad.
· Qué alimentos, priedras preciosas o animales se relacionan con cada uno de los chakras principales.
· Cómo lograr un desarrollo armónico de las energías ascendentes y descendentes para alcanzar la plenitud funcional.